ESSAI

DE

MÉDECINE PHILOSOPHIQUE

PUISÉE DANS LA NATURE,

BASÉE

SUR LA THÉORIE DES CAUSES ET DES EFFETS.

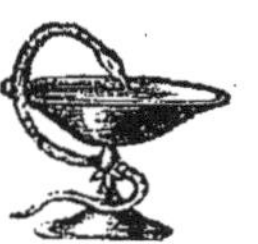

VANNES,

IMPRIMERIE DE J.-M. GALLES, RUE DE LA PRÉFECTURE.

1859.

ESSAI

DE

MÉDECINE PHILOSOPHIQUE

PUISÉE DANS LA NATURE,

BASÉE SUR LA THÉORIE DES CAUSES ET DES EFFETS.

Neque fingendum aut excogitandum, sed inveniendum quid natura faciat ou *ferat.* (BACON, Nov. org. lib. II, aphor. 10.)

Il ne faut pas donner carrière à l'imagination ; mais il faut trouver ce que la nature fait et ce qu'elle souffre.

Il y a absence complète de doctrine scientifique en médecine, absence de principes dans l'application de l'art, empirisme partout : voilà l'état de la médecine. (Le docteur Malgaigne, membre de l'académie de méd. Séance du 8 janvier 1856.)

Medicina est sapientia. Medicus enim vir sapiens et philosophus. (HIPPOCR. Lib. de decenti ornatu.)

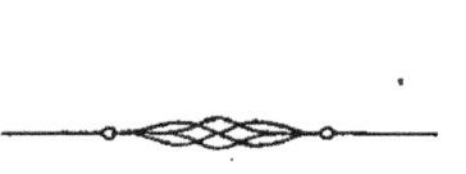

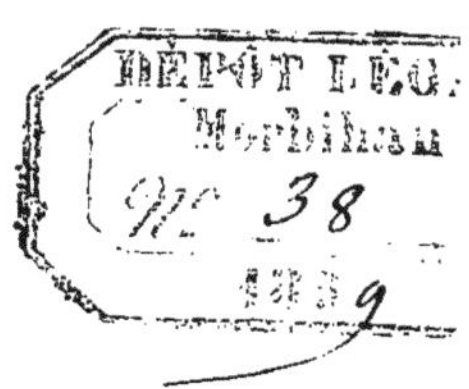

VANNES,

IMPRIMERIE DE J.-M. GALLES, RUE DE LA PRÉFECTURE.

1859.

A Monsieur RAYER,

Membre de l'Institut, de l'Académie impériale de médecine, Président du Comité consultatif d'hygiène de France, Médecin ordinaire de l'Empereur, Président de l'Association générale des Médecins de France.

Monsieur le Président,

Sa Majesté l'Empereur Napoléon III, digne héritier, digne successeur de Napoléon 1er, l'élu du grand peuple français, a rendu justice à votre éminent mérite en vous nommant président de l'association générale des médecins de France.

Ce titre est plein de noblesse, et, mieux que personne, vous savez que noblesse oblige ; mieux que personne vous savez que les sciences physiologiques sont loin d'être arrivées à leur perfection, et c'est à vous qu'il appartient de les élever à la hauteur des sciences physiques. « Malgré les travaux d'une foule d'hommes célèbres, » dit Bichat, combien les sciences physiologiques diffèrent encore » des sciences physiques. Dans celles-ci, le chimiste rapporte tous » les phénomènes qu'il observe à l'affinité, le physicien voit partout » dans sa science la gravité, l'élasticité, etc. Dans les autres, au » contraire, on n'a point remonté des phénomènes aux propriétés » dont ils dérivent. La digestion, la circulation, les sensations ne » rappellent point l'idée de la sensibilité, de la contractilité au » physiologiste, comme le mouvement d'une montre rappelle au » mécanicien que c'est l'élasticité qui est le premier mobile de ce » mouvement, comme la roue d'un moulin et celle de toute machine » que l'eau met en jeu, en coulant, rappellent au physicien la » gravité. Pour mettre au même niveau ces deux classes de sciences, » il est évidemment nécessaire de se former une juste idée des

» propriétés vitales. Si leurs limites ne sont pas rigoureusement
» assignées, on ne peut, avec certitude, analyser leur influence. »
(BICHAT, Anatom. génér. Consid. génér. p. 39 - 40.)

Voilà, Monsieur le Président, ce qui manque aux sciences physiologiques. Comme Bichat, vous gémissez sur cette lacune que vos
nombreuses et sérieuses occupations ne vous ont pas permis de
combler. Depuis 40 ans, passionné pour la science médicale, je
m'occupe continuellement de démontrer que les propriétés des êtres
organiques, les propriétés vitales ne sont pas bien connues, qu'il
existe dans l'homme une sensibilité physiologique, cause première
de l'état de santé, et une sensibilité pathologique, cause première
de l'état de maladie ; et, de même que les phénomènes physiques
ne sont rien autre chose que des résultats du développement et de
l'exercice des propriétés physiques, de même les phénomènes
physiologiques et pathologiques ne sont rien autre chose que des
résultats du développement et de l'exercice des propriétés vitales
physiologiques et pathologiques.

C'est à vous, Monsieur le Président, qu'il appartient de donner
à mes principes, puisés dans la nature et basés sur la théorie des
causes et des effets, la sanction dont ils ont besoin pour mettre au
même niveau les sciences physiologiques et les sciences physiques.

Je suis, Monsieur le Président, avec le plus profond respect,

Votre très-humble Serviteur,

LE VEUX ;

Premier membre de l'Association générale du Morbihan.

SARZEAU (Morbihan).

PRÉLIMINAIRES.

1. Qu'est-ce que la nature? La nature est le sublime tableau des êtres créés par Dieu, avec les propriétés qui les caractérisent et constituent leur essence, et avec les phénomènes qui naissent du développement de ces propriétés produit par les causes occasionnelles qui les modifient.

2. Il y a deux classes d'êtres : les êtres inorganiques et les êtres organiques.

3. Les êtres inorganiques, les minéraux, ne possèdent que des propriétés physiques : l'étendue, l'impénétrabilité, la porosité, la compressibilité, l'attractilité, l'extensibilité, l'élasticité, la divisibilité, l'inertie, la mobilité, la pesanteur. Puisque tout corps occupe une partie quelconque de l'espace, tout corps a de l'étendue. Puisqu'un corps occupe une partie de l'espace, un autre corps ne peut pas l'occuper; il ne peut que le déplacer et se mettre à sa place. Tout corps est formé de molécules appliquées les unes aux autres par le développement de l'attractilité; mais ces molécules ne sont pas appliquées les unes aux autres sans qu'il n'existe entre

elles un intervalle plus ou moins grand, ce qui fait la porosité. Puisqu'il existe un intervalle entre ces molécules, elles peuvent être rapprochées par le développement de la compressibilité, par la compression. Ces molécules peuvent aussi être éloignées les unes des autres en conservant leur force de cohérence; c'est le développement de l'extensibilité , c'est l'extension. Quand elles cessent d'être éloignées, elles tendent à revenir à leur place; c'est le développement de l'élasticité. Ces molécules peuvent être séparées les unes des autres par des causes distendantes trop fortes; c'est le développement de la divisibilité, c'est la solution de continuité, c'est la division. Un corps ne peut se mettre de lui-même en mouvement lorsqu'il est en repos, ni se mettre en repos lorsqu'il est en mouvement; c'est l'inertie. Mais il peut être mis en mouvement lorsqu'il est en repos, comme il peut être mis en repos lorsqu'il est en mouvement; c'est la mobilité. Plus un corps a de masse, plus il est attiré vers le centre de la terre; la mesure de cette attraction est la pesanteur du corps.

4. Il y a deux classes d'êtres inorganiques : les êtres simples élémentaires , comme la lumière, le calorique, etc., et les êtres mixtes composés.

5. Les êtres organiques possèdent aussi des propriétés physiques, mais ils possèdent en plus des propriétés vitales dont le développement donne la vie et maîtrise le développement des propriétés physiques.

6. Il y a deux classes d'êtres organiques : les végétaux et les animaux.

7. Les végétaux possèdent des propriétés physiques et des propriétés vitales organiques : la sensibilité et la motilité organiques, propriétés qui constituent la végétabilité, la cause première de la végétation, de la vie végétale organique.

8. Les animaux possèdent des propriétés physiques, des propriétés vitales organiques, et possèdent en plus des propriétés vitales animales, la sensibilité et la motilité animales, causes premières de la vie animale; ils possèdent aussi l'irritabilité, la sensibilité pathologique, cause unique de la douleur (1).

La sensibilité organique, l'impressionnabilité, est la propriété des végétaux et des animaux de pouvoir être impressionnés par les agents stimulants qui agissent sur eux.

La motilité organique, inséparable de la sensibilité organique, est la propriété des végétaux et des animaux de pouvoir dilater et contracter leurs fibres pour réagir sur les corps étrangers qui peuvent agir sur la sensibilité. Dès que la sensibilité est tirée de son état d'inertie, dès qu'elle est développée, elle développe la motilité, et la vie organique existe, et les fonctions organiques s'exécutent.

(1) Il est surprenant que la médecine ait existé tant de siècles sans posséder aucune notion sur les propriétés des êtres organiques. Hippocrate parle bien de l'irritation, qu'il désigne par les termes *irritatio, vehementia, iracundia;* mais il ne dit pas un mot de sa cause première. Paracelse, longtemps après lui, admet un αρχη, principe, nature. Vanhelmont admet aussi ce terme, et il dit que cet αρχη est quelquefois en délire. Le professeur Richerand parle du principe vital, qu'il confond avec la force vitale; le mot principe vital, force vitale, dit-il, n'exprime pas un être existant par lui-même et indépendamment des actions par lesquelles il se manifeste. (Nouv. élém. de physiol. Prolég. p. 80.) Le principe vital est la cause première de la vie, existe indépendamment des actions. Voyez l'homme asphyxié : il n'existe pas d'action dans son être, et néanmoins il possède le principe vital, sans quoi on ne saurait le rappeler à la vie. Quand il cite le *Tota vita est in stimulo* de Brown, il traduit (p. 74.) : Toute la vie consiste dans l'action des stimulants sur les forces vitales. Les stimulants agissent sur l'incitabilité et non sur les forces vitales; Brown seul a connu le principe vital ou l'incitabilité, ce qui est la même chose.

9. L'état naturel des propriétés des êtres est l'état d'inertie : état dont ces propriétés ne sont tirées que par l'action des causes occasionnelles.

10. Il est de l'essence de la sensibilité et de la motilité organiques de ne jamais donner le sentiment de leur développement et de leur exercice; cette essence vient de Dieu, et elle est en conséquence immuable.

Donc, jamais la vie organique ne saurait donner le sentiment de son existence.

11. La sensibilité animale, la perceptibilité, est la propriété des nerfs du système cérébro-spinal d'être impressionnés par les causes occasionnelles qui agissent sur eux, de manière que l'être impressionné a la perception, le sentiment de cette impression. Dès que la sensibilité animale est tirée de son état d'inertie, la motilité animale est aussi développée; mais ici la motion est volontaire et n'est pas l'esclave de la sensation.

La motilité animale est donc la propriété des fibres des muscles qui appartiennent à la sensibilité animale de se dilater et de se contracter volontairement, lors de la sensation, pour réagir.

12. La motion animale étant volontaire, et le développement de la perceptibilité étant une perception, un sentiment, il est de l'essence de la sensibilité et de la motilité animales développées de donner toujours à l'homme le sentiment de leur développement.

13. La sensibilité et la motilité animales ne résident que dans les organes des sens. La sensibilité animale est la cause première des sensations agréables, et, vu qu'aucune propriété ne saurait exister avec des caractères opposés, la sensibilité animale, la sensibilité des organes des sens ne saurait jamais devenir la source, la cause première des sensations douloureuses.

14. Ne cherchons donc ni dans la sensibilité orga-

nique, ni dans la sensibilité des organes des sens la cause première des sensations douloureuses. Or il existe des sensations douloureuses, donc il existe une cause première de ces sensations, car rien ne saurait exister sans cause première; avant d'être, il faut pouvoir être, *prius est posse esse quam esse;* or le pouvoir être, le *posse esse,* c'est la cause première, la propriété donnée par Dieu.

15. Toute partie du corps impressionnée par un *stimulus* désorganisateur, par un *stimulus* que tout le monde nomme irritant, fait éprouver des sensations douloureuses. La sensibilité, cause première de la douleur, réside donc dans tous les points de l'organisme. Mais dès qu'une partie est paralysée, dès que ses nerfs sont coupés, etc., la sensibilité, cause première de la douleur, ne réside plus dans cette partie.

16. Il est donc évident que le cerveau est le centre de la sensibilité, cause première de la douleur. Le cerveau a donc des ramifications nerveuses dans toutes les parties du corps. Il ne faut pas confondre ces ramifications nerveuses avec les ramifications nerveuses de la vie organique, car la vie organique peut exister dans un membre qui a perdu le sentiment de la douleur; il ne faut pas les confondre avec les ramifications nerveuses de la vie animale, car la sensation qui résulte de leur stimulation n'est plus la même; or rien n'existe avec deux caractères opposés. Et puis on peut éprouver des sensations douloureuses dans la poitrine, dans l'estomac, dans les intestins, organes qui ne possèdent pas de sensibilité des organes des sens.

17. Oui, il existe une sensibilité, cause première des sensations douloureuses; et cette sensibilité, qui réside dans toutes les parties du corps, est l'irritabilité, la cause première et unique de la douleur. L'irritabilité

est une sentinelle assoupie placée par la sagesse éternelle sur les confins de la sensibilité organique, afin
que, réveillée par toute puissance ennemie, elle avertisse l'homme, par un sentiment douloureux, du péril
qui le menace; peut-être aussi est-elle donnée à l'homme
pour le punir de ses vices et de ses imprudences.

18. Tout le monde médical avoue que là où il existe
une sensation douloureuse, là il existe un état d'irritation, *ubi dolor, ibi irritatio.* Tout le monde médical
avoue que l'irritation suppose action de puissance irritante, et personne ne reconnaît l'existence de l'irritabilité, propriété sans laquelle l'irritation est impossible.

19. On professe que l'irritation est une altération,
une exaltation de la sensibilité qui devient animale
d'organique qu'elle était; on professe que la douleur
annonce une altération de la sensibilité animale; mais
on ignore donc que les propriétés des êtres, propriétés
données par Dieu, sont inaltérables. On parle d'exaltation de sensibilité dans l'irritation; mais on ignore donc
que l'irritation est produite par une puissance irritante,
puissance trop forte; on ignore donc que la diminution,
l'épuisement d'une propriété est proportionnel à l'intensité d'action de la cause occasionnelle qui la développe.

20. Ainsi, 1° il existe une sensibilité organique,
cause première de la vie organique, cause première des
fonctions organiques, et il est de l'essence de cette
sensibilité de ne jamais donner à l'animal le sentiment
de son développement. 2° Il existe une sensibilité animale, cause première de la vie animale, cause première
des fonctions animales. Cette sensibilité n'existe que
dans les organes des sens, et c'est la source du plaisir.
Ces deux sensibilités appartiennent à la vie physiologique.

3° Il existe une sensibilité pathologique, cause première des maladies positives, cause première de la vie pathologique, cause première des symptômes pathologiques. Cette sensibilité existe dans toutes les parties du corps, et il est de l'essence de son développement de faire éprouver à l'animal des sensations douloureuses.

21. Les essences des propriétés données par Dieu étant immuables, jamais la sensibilité physiologique ne saurait devenir sensibilité pathologique, comme jamais la sensibilité pathologique ne saurait devenir sensibilité physiologique.

22. Pour connaître les propriétés des êtres, il faut examiner ces êtres sous l'influence des causes occasionnelles propres à les développer. Examinons les arbres de nos vergers sous l'influence des causes occasionnelles de la végétation : nous voyons ces arbres porter des feuilles, des fleurs, des fruits, et nous concluons que ces arbres possèdent la sensibilité et la motilité ; car sans sensibilité ils ne seraient pas impressionnables, sans contractilité ils ne sauraient réagir contre les causes impressionnantes, ne sauraient digérer ces causes. Examinons les animaux sous l'empire des causes occasionnelles propres à développer leurs propriétés : nous les voyons jouir de la vie organique, ils mangent, ils digèrent, nous les voyons choisir les aliments qui leur conviennent et repousser ceux qui ne leur conviennent pas, nous les entendons gémir, crier quand ils sont piqués par une épine, un insecte, un reptile venimeux, et nous concluons : 1° les végétaux possèdent une sensibilité et une motilité organiques ; 2° les animaux possèdent en plus une sensibilité et une motilité animales ; 3° ils possèdent aussi une sensibilité dolorifère ; 4° nous les voyons conserver un degré convenable de chaleur dans les grands degrés de chaud et de froid de l'atmosphère, et nous concluons qu'ils pos-

sèdent la caloricité; 5º puisque les animaux choisissent les aliments qui leur conviennent, nous concluons qu'ils ont un instinct; 6º nous voyons que l'homme raisonne, a de l'intelligence, et nous concluons que l'homme possède une intellectibilité, une cause première de l'intelligence.

23. Pour connaître la nature des propriétés des êtres, il faut être Dieu. Pour connaître l'état naturel des propriétés des êtres, il faut examiner ces êtres sans influence ou sans influence suffisante des causes occasionnelles propres à développer leurs propriétés. Examinons les arbres de nos vergers pendant les froids rigoureux de l'hiver, pendant l'absence d'un degré suffisant de chaleur, il n'existe dans ces végétaux aucun travail, aucune végétation; nous concluons que la végétation est un état factice, résultat de l'action de causes étrangères sur la végétabilité; nous concluons que l'état naturel de la sensibilité et de la motilité des végétaux est l'état d'inertie. Examinons certains animaux de nos forêts pendant les froids de l'hiver, examinons la marmotte, le loir, le lerot, le muscardin, etc.; nous les voyons sans aucun travail, sans vie; approchons un de ces animaux d'un bon feu, bientôt nous le voyons revenir à la vie. Nous concluons donc que la vie de ces animaux est un état factice; et, si d'autres animaux conservent l'état de vie malgré le froid de l'hiver, c'est que leur sang possède plus de chaleur; cependant il faut peu de chose pour asphyxier ces animaux, pour les priver de la vie, comme il faut peu de chose pour les rappeler à la vie; or, si la vie était essentielle à ces animaux, la vie ne saurait jamais être suspendue; car aucun être ne saurait exister une seconde, sans posséder ses propriétés, ses attributs essentiels, ses attributs constitutifs.

24. Nous concluons donc que la vie est un état factice, résultat de l'action de causes occasionnelles sur les propriétés vitales; nous concluons donc que l'état naturel des propriétés vitales est l'état d'inertie.

Les propriétés des êtres sont donc des inerties, les propriétés vitales sont donc des inerties, et ces propriétés ne sauraient être tirées de leur état d'inertie que par l'action des causes occasionnelles qui environnent les êtres. Sans l'action des causes occasionnelles, ces propriétés sont dans les êtres à l'état latent, comme si elles n'y existaient pas. Ainsi tout homme possède l'irritabilité, la cause première de l'irritation, la cause première de la douleur, mais l'action d'une cause irritante est indispensable pour qu'il survienne chez l'homme un état d'irritation, pour que l'homme éprouve des sensations douloureuses (1).

(1) Les propriétés des êtres organiques proviennent-elles de la seule organisation de ces êtres, ou le Créateur a-t-il uni à ces êtres végétaux et animaux un principe ou des principes dont nous ne saurions connaître la nature, en vertu duquel principe ou desquels principes ces êtres possèdent les propriétés dont ils sont doués? Personne ne doute de la toute-puissance de Dieu. Dieu a donc pu donner à la seule organisation des êtres les propriétés dont ces êtres sont doués. Mais Dieu a-t-il agi ainsi? Les grands philosophes anciens, Platon et Aristote, reconnaissaient une âme végétative, une âme sensitive périssable et une âme spirituelle immortelle. S. Thomas d'Aquin, le prince de la théologie, ne repousse pas l'opinion de ces philosophes. Alors je n'ai aucun motif pour ne pas l'admettre, je n'ai aucun motif pour la repousser.

Quand les notions naturelles ne suffisaient pas à Bacon, ce prince des philosophes avait recours à la révélation. Suivons son exemple, et voyons ce que la révélation dit au sujet de l'homme, le roi des animaux. Voici ce qui est dit au verset 7, chapitre II de la Genèse : *Formavit Deus hominem de limo terræ, inspiravit in faciem ejus spiraculum vitæ, et factus est homo in animam viventem* (1). Dieu

(1) De l'aveu de tous les commentateurs, *factus est homo in animam viventem* est un hébraïsme, une locution hébraïque qui signifie : *factus est homo animal vivens.*

25. Les propriétés des êtres sont les causes premières de tous les phénomènes qui apparaissent et se succèdent dans l'univers, et les agents propres à réveiller ces causes premières, à les développer, en sont les causes occasionnelles. Ainsi aucun phénomène sans cause première et sans cause occasionnelle : *nihil fit a semetipso.*

forma l'homme de limon de terre, répandit sur son visage un souffle de vie, et l'homme devint un animal vivant. De l'aveu de tous les commentateurs de la Bible, ces termes *spiraculum vitæ* désignent l'âme spirituelle. Que signifient ces termes *animal vivens*? car c'est ce que signifient ces termes *in animam viventem.* Pourquoi ce terme *animal?* S. Paul va nous l'apprendre. Voici ce qu'il dit dans le verset 23 du chapitre VII de l'Épître aux Romains : *Video in membris meis aliam legem repugnantem legi mentis meæ :* je vois, je sens dans les membres de mon corps une autre loi qui répugne à la loi de mon esprit. Voilà donc dans l'homme deux lois opposées qui supposent deux principes opposés, et ces principes opposés sont-ils autres que l'âme spirituelle et immortelle, source de tout bien, et l'âme animale, l'âme sensitive, source de tout mal? Voici ce que nous dit le même S. Paul au verset 23, chapitre V, de la 1re Épître aux Thessaloniciens : *Deus pacis sanctificet vos per omnia, ut integer spiritus vester, et anima, et corpus sine querela in adventu Domini nostri Jesu Christi servetur;* que le Dieu de paix vous sanctifie lui-même en toute manière, afin que tout ce qui est en vous, l'esprit, l'âme et le corps, se conservent sans tache pour l'avènement de Notre Seigneur Jésus-Christ. Ne voyons-nous pas, dans les paroles de l'Apôtre S. Paul, l'explication de ces termes, *factus est homo animal vivens?* car ces termes *spiraculum vitæ* ne signifient pas un souffle, un esprit de vie terrestre, mais un esprit de vie immortelle. Le souffle divin fut donc répandu sur la face d'un être qui possédait déjà les principes et les propriétés des animaux. Aussi l'homme est-il un être supérieur aux animaux et ne mérite pas d'être classé dans le genre animal; il mérite une classe à part. L'homme, dit Pascal, n'est ni un ange ni un âne; ne le mettons donc ni au rang des anges, ni au rang des ânes. Les hommes les plus instruits et les plus sages de l'antiquité, dit Cicéron, ont reconnu que l'esprit de l'homme est une émanation de la divinité : *A natura deorum, ut doctissimis sapientissimisque placuit, haustos et libatos animos habemus.* (Cic. lib.

26. Dès qu'une cause première n'est plus influencée par une cause occasionnelle quelconque, elle rentre dans son état naturel, dans son état d'inertie. Donc, pour faire cesser un phénomène, il suffit de faire cesser l'action de toute cause occasionnelle.

de divinitate, lib. II, cap. 49.) Dans les Tusculanes (quæstio, lib. V, cap. 15.), le même Cicéron dit : *Humanus autem animus decerptus est mente divina; cum alio nullo, nisi cum ipso deo, comparari potest* : l'esprit humain est tiré de l'esprit divin et ne peut être comparé qu'à Dieu.

Pourquoi les végétaux ne posséderaient-ils pas une âme végétative en vertu de laquelle ils possèdent une sensibilité et une motilité organiques, causes premières de la vie organique ou végétative ?

Pourquoi les animaux ne posséderaient-ils pas une âme végétative, puisqu'ils possèdent une sensibilité et une motilité organiques, causes premières de leur vie organique ou végétative ? Pourquoi ne posséderaient-ils pas une âme sensitive, puisqu'ils possèdent une perceptibilité et une motilité volontaires, causes premières de la vie animale, de la vie de relation, de la vie des sens ; puisqu'ils possèdent une sensibilité pathologique, l'irritabilité, qui, étant développée, rend esclave la motilité, soit organique, soit animale, et lui fait exécuter des mouvements permanents de dilatation qui entravent les fonctions régulières ; l'irritabilité, la cause unique de la douleur, la cause unique de nos maladies positives ?

L'homme étant un animal supérieur possède nécessairement les principes et les propriétés des animaux ; mais l'homme animé, quand aucun obstacle ne s'y oppose, possède l'intelligence, cette admirable faculté par laquelle l'homme connaît les êtres dans leur nature, les rapproche pour les comparer, les juger dans leurs rapports ou leurs dissemblances, sonde les choses en elles-mêmes, descend de l'effet à la cause, et remonte de la cause à l'effet, connaît le pourquoi et le comment, autant qu'il est donné à l'homme de le faire. L'homme possède donc par essence l'intellectibilité, la cause première de l'intelligence, l'homme possède donc une âme intellectuelle, une âme spirituelle que lui seul possède parmi les animaux, car lui seul possède l'intellectibilité, admirable propriété dont le développement est la cause prochaine de l'intelligence, phénomène si supérieur à l'instinct si admirable lui-même ! La parole et l'intelligence, voilà ce qui manque

Dès qu'une cause première est en trop petite quantité pour être modifiée par une cause occasionnelle, le phénomène cesse nécessairement. Donc, pour faire cesser un phénomène, il suffit d'épuiser la cause première.

27. Quelle différence existe-t-il entre l'état naturel d'une propriété et le développement de cette propriété? il existe la différence qui existe entre la mobilité et le mouvement, entre la végétabilité et la végétation, entre la perceptibilité et la perception, entre la viabilité et la vie, entre l'intellectibilité et l'intelligence ; bref il existe la différence qui existe entre l'extensibilité, la possibilité des molécules d'être éloignées les unes des autres, et l'extension, l'éloignement, l'écartement de ces molécules ; bref, l'un est un *posse*, un pouvoir être, une possibilité d'être, et l'autre est un *esse*, une modification produite. Supposons les molécules d'un tissu possédant 50 degrés d'extensibilité, si des agents extenteurs développent 25 degrés d'extensibilité, métamorphosent 25 degrés d'extensibilité en extension, il est évident qu'il ne restera plus que 25 degrés d'extensibilité pendant qu'existeront les 25 degrés d'extension.

28. Il est donc évident que la diminution de quantité

aux animaux les plus rapprochés de l'homme. Toutes les parties du corps, de la tête et des membres de l'orang-outang ou barris, dit Buffon, sont si semblables à celles de l'homme qu'on ne peut les comparer sans admiration et sans être étonné que, d'une organisation qui est absolument la même, il n'en résulte pas les mêmes effets. Par exemple, dit Valmont de Bomare, la langue et tous les organes de la voix sont les mêmes que dans l'homme, et cependant l'orang-outang ne parle pas, le cerveau est absolument de la même forme et de la même proportion, et il n'a pas d'intelligence : y a-t-il une preuve plus évidente, continue Valmont, que la matière seule, quoique parfaitement organisée, ne produira ni l'intelligence ni la parole qui en est le signe, à moins que cette organisation ne soit animée, ne soit douée d'un principe supérieur.

d'une propriété quelconque, d'une cause première quelconque, est proportionnelle à l'augmentation de développement de cette propriété, tandis que ce développement existe.

29. Pourquoi la sensibilité, soit organique, soit animale physiologique ou pathologique, l'irritabilité, est-elle abondante chez les enfants, chez les femmes délicates, chez les hommes faibles? c'est parce que les faibles substances alimentaires dont font usage ces sujets sont peu propres à développer cette propriété.

Pourquoi cette propriété est-elle beaucoup moins abondante chez les hommes vigoureux? c'est parce que cette propriété est continuellement développée, fortement développée par les fortes puissances stimulantes dont ces sujets font usage.

30. Mais pourquoi la sensibilité s'épuise-t-elle chez les vieillards? c'est que la sensibilité, comme toutes les propriétés des êtres, s'épuise par son exercice : dès que les propriétés des êtres organiques sont développées, ce développement devient un premier résultat, un premier effet, un premier phénomène qui produit lui-même d'autres phénomènes, d'autres effets. Ainsi le développement de la végétabilité, la végétation, premier résultat, produit la circulation des fluides. La digestion de ces fluides, produit des bourgeons, des drageons, produit des feuilles, des fleurs, des fruits; voilà notre flore, notre pomone, voilà la cause prochaine de tous ces phénomènes qui se succèdent dans le végétal.

Il en est ainsi du développement de l'excitabilité, du développement de la sensibilité et motilité physiologiques; il en est ainsi de l'excitation, de la vie physiologique, premier effet, cause prochaine de tous ces phénomènes physiologiques qui se succèdent dans l'animal. Cet état factice consume, épuise plus ou moins rapidement l'excitabilité, la sensibilité et la motilité, effet consécutif; voilà pourquoi la sensibilité s'épuise chez les vieillards.

31. Quand les propriétés des êtres sont abondantes, quand les causes premières sont très-abondantes, elles sont très-susceptibles à l'action des causes occasion-nelles, et il faut peu d'action de la part de ces causes pour les développer et par conséquent pour les épuiser.

32. Quand ces propriétés, ces causes premières sont épuisées, il faut l'action de fortes causes occasionnelles pour les développer, et ces fortes causes les épuisent encore davantage. « Il est donc constant, comme le dit » Brown (Élém. de méd. art. 72), que la vie est un état » forcé, qu'à chaque instant tous ces êtres vivants » tendent à leur destruction, qu'ils meurent en succom- » bant à une fatale nécessité. »

33. Il n'y a dans chaque être qu'une certaine quantité, qu'une somme de propriétés. Cette somme peut être diversement répartie, et alors, si elle devient plus abon-dante dans un point de l'être organique, sa quantité diminue nécessairement dans les autres points. Les causes occasionnelles sont propres à attirer une pro-propriété dans les points qu'elles impressionnent. Voyez dans l'arbre une branche que le jardinier nomme branche gourmande; une cause occasionnelle quelconque a attiré la végétabilité dans cette branche, et les autres branches périront si le jardinier ne coupe pas cette branche gourmande.

Il n'y a dans l'homme qu'une somme de sensibilité, soit organique, soit animale, soit irritabilité. Cette somme peut être diversement répartie et, s'il y en a plus dans une partie de l'organisme, il y en a nécessairement moins dans les autres.

34. Comment la sensibilité peut-elle s'accumuler dans

un organe? La sensibilité se concentre sur un organe et y est développée, quand cet organe reçoit une forte stimulation. « Veut-on, dit Richerand, un exemple de » la manière dont la sensibilité se concentre sur un » organe et semble abandonner les autres? quand l'exci- » tement vénérien est au dernier degré, les animaux » qui l'éprouvent reçoivent sans douleur des coups, des » piqûres, etc.» (Nouv. cours de physiolog. Prolég. p. 59.) Pour arriver à l'irritabilité il faut épuiser la sensibilité, comme pour arriver à la divisibilité il faut épuiser l'extensibilité. Donc, quand la sensibilité s'est retirée d'un point de l'organisme, on ne peut y développer facilement l'irritabilité. Quand un organe principal est fortement irrité, il y a vers cet organe affluence de sensibilité et d'irritabilité des autres points de l'organisme. La sensibilité est rapidement dévorée par l'irritation : voilà la cause des grandes prostrations des forces à la suite d'une forte irritation, voilà la cause des longues convalescences après les fortes irritations, voilà ce qui explique pourquoi un révulsif, un vésicatoire prend si difficilement quand il existe une forte irritation dans un point principal de l'organisme.

55. Un phénomène, un développement de cause première ne continue à exister que quand des causes occasionnelles continuent à agir sur la quantité de cette cause première non développée. Ainsi un moulin à vent ne continue à être en mouvement que quand le vent continue à agir sur sa mobilité. Ainsi le développement des propriétés vitales physiologiques, la vie physiologique ne continue à exister, que parce que des causes occasionnelles, des puissances existantes continuent à agir sur la quantité de ces propriétés, de ces causes premières non développées.

Ainsi, pour faire cesser un phénomène, un dévelop-

pement de cause première, il suffit d'enlever à la partie
non développée de cette cause première les causes occasionnelles nécessaires à son développement, ou d'é-
puiser, par des causes occasionnelles trop fortes, la
cause première du phénomène. Ainsi, que l'air en
mouvement cesse d'agir sur la mobilité du moulin, le
mouvement cesse; ainsi, que les rouages du moulin,
dans lesquels réside sa mobilité, soient brisés par une
cause occasionnelle trop forte, le mouvement cesse.
Ainsi, qu'un homme perde tout son sang ou soit privé
d'air vital, sa vie est suspendue; ou, que ses propriétés vitales soient épuisées par un *stimulus* trop fort,
par une trop forte dose d'opium, par exemple, sa vie
est suspendue (1).

36. Le développement des propriétés des êtres organiques par les causes excitantes, les causes occasionnelles, constitue la cause prochaine, la puissance,
la faculté qui produit tous les phénomènes qui succèdent à ce développement, premier phénomène.

Ainsi le développement des propriétés vitales physiologiques organiques constitue l'excitation organique, la
vie organique, cause prochaine des fonctions organiques; comme le développement des propriétés vitales
animales constitue l'excitation animale, la vie animale,
cause prochaine des fonctions animales; comme le
développement de l'irritabilité constitue l'irritation, la
vie pathologique, cause prochaine des symptômes pathologiques.

(1) Si la dose d'opium est beaucoup trop forte, non-seulement elle
épuise les propriétés vitales physiologiques, mais elle développe
la propriété vitale pathologique, l'irritabilité; et le malheureux
qui aspirait à périr d'une mort douce, meurt dans des tourments
affreux.

37. On dit dans les écoles : *positâ causâ proximâ, ponitur effectus*, et, par conséquent, *sublatâ causâ proximâ, tollitur effectus*.

Dans la vie organique et l'irritation, où la motilité est esclave, dès que la cause prochaine existe, les effets ont lieu ; dans la vie animale, la motilité développée étant volontaire, libre d'agir ou de ne pas agir, les effets sont volontaires, *poni potest effectus*.

Quant au *tollitur effectus*, ces termes signifient que les effets cessent de se reproduire quand il n'existe plus de cause prochaine.

38. Une cause prochaine est plus ou moins énergique en raison des degrés de développement de la cause première : si la cause première est faiblement développée par de faibles causes occasionnelles, la cause prochaine sera faible ; si la cause première est fortement épuisée par l'excès de force de la cause occasionnelle, elle est peu susceptible à l'action de cette cause occasionnelle quoique forte ; le développement a été fort un moment, mais, vu qu'il faut une forte action permanente pour opérer un fort développement de la cause première, et que cette forte action ne peut exister quand cette cause première est trop épuisée, ce fort développement ne saurait continuer à exister. Les enfants, les femmes délicates ne sauraient jamais posséder une force vitale énergique, parce que ces sujets ne peuvent supporter que de faibles puissances excitantes ; de forts stimulants épuisent rapidement leur sensibilité ; car plus la sensibilité est abondante, plus elle est susceptible aux impressions, plus facilement elle est épuisée. Un vieillard dont la sensibilité est usée ne saurait jamais posséder une force vitale énergique, parce que, ayant peu de sensibilité, il faudrait de forts stimulants pour la développer, et ces forts stimulants épuisent promp-

tement le peu de sensibilité qui lui reste. Un homme d'une complexion athlétique, un homme habitué à l'action des forts stimulants, un homme dont la sensibilité est médiocre, voilà celui qui est capable d'acquérir une force vitale énergique. Cependant, comme dit Celse, *suspecta habere sua bona debet;* car, s'il donne dans les excès, il épuise sa sensibilité et peut développer son irritabilité.

39. Chaque propriété, chaque cause première est une et indivisible; elle ne peut avoir que des degrés, degrés qui roulent dans le cercle d'une seule et même propriété; elle peut être plus abondante dans certains points de l'être, elle peut avoir des nuances différentes dans certains points de l'être, elle peut être plus ou moins épuisée, elle peut être totalement épuisée; il est des bornes au-delà desquelles une propriété n'existe plus; mais elle ne peut changer de nature, revêtir un caractère qui n'est pas le sien; les essences des choses sont immuables.

40. Chaque cause prochaine étant le développement d'une seule et même cause première, une seule et même cause première développée ne pouvant jamais avoir deux caractères opposés, il est évident que deux causes prochaines qui produisent des phénomènes opposés sont des développements de deux causes premières d'une nature opposée. Ainsi les développements de propriétés de même nature ne sauraient différer que par les degrés, et ces degrés, roulant dans le cercle d'un développement d'une seule et même propriété, ne sauraient changer la nature d'une propriété; les degrés ne changent pas la nature des choses.

Deux causes prochaines qui produisent des effets opposés sont donc des développements de propriétés d'une nature opposée.

41. L'intensité des effets est nécessairement en raison de l'intensité des causes prochaines qui en sont les facteurs.

42. Les causes occasionelles sont tous les agents propres à développer les causes premières, à les tirer de leur état d'inertie. La quantité de cause première développée est nécessairement en raison de l'énergie de la cause occasionnelle et du degré de susceptibilité de la cause première.

43. Quand ces causes occasionnelles sont trop fortes, elles peuvent épuiser complètement une cause première et développer une autre cause première qui succède aux derniers degrés de la première cause première; ainsi, quand des agents extenseurs sont trop énergiques, ils peuvent développer, épuiser complètement l'extensibilité et développer la divisibilité; alors les agents extenseurs deviennent des agents diviseurs, comme, quand des puissances stimulantes sont trop fortes, elles épuisent complètement la sensibilité et peuvent développer l'irritabilité; alors les puissances stimulantes sont des puissances irritantes.

44. Dans le domaine de la vie pathologique, il n'y a pas que l'irritabilité et les puissances irritantes à jouer un grand rôle, l'altérabilité des fluides du corps humain y joue aussi un très-grand. Pourquoi une goutte de virus-vaccin produit-elle une maladie qui ressemble à la variole, pourquoi une goutte de virus syphilitique produit-elle la syphilis, pourquoi une goutte de virus rabiéique produit-elle la rage, bref, pourquoi tous les miasmes et les virus produisent-ils des maladies semblables à celles qui leur ont donné naissance? C'est parce que nos liquides sont altérables, sont susceptibles de perdre leurs qualités bienfaisantes quand ils éprouvent l'influence de ferments contagieux; car, dit Sydenham,

(méd. pratiq., in-8º, p. 254), « suivant les lois de la
« nature, tout principe actif tend à produire son sem-
« blable et à changer en sa propre nature tout ce qui
« lui est opposé. » Je pense que personne ne doute de
l'existence des maladies spécifiques, de l'existence de
maladies qu'on ne peut faire cesser quand on ne possède pas le spécifique nécessaire. Eh bien ! une maladie
spécifique est-elle rien autre chose que le résultat d'une
altération spécifique de quelqu'un de nos fluides ? Cette
altération est un effet, un résultat, un phénomène, et
suppose nécessairement cause première et cause occasionelle ; car, *prius est posse esse, quàm esse*, avant
d'être, il faut pouvoir être. L'altération humorale suppose
donc altérabilité humorale et puissance altérante, cause
occasionelle du développement de l'altérabilité (1).

45. Puisque l'irritabilité siége dans les solides et que
l'irritabilité est la cause première des maladies positives,
il est évident que les maladies siégent dans les solides ;
mais l'irritabilité ne saurait rien produire si elle n'est
pas développée par une cause occasionnelle, par une
puissance irritante, et cette cause occasionnelle est

(1) Tout le monde cite ce terme : altération, et personne ne paraît
vouloir lui donner sa véritable signification. On se moque de la
nature, on se moque de l'histoire des choses naturelles, et cependant,
comme le dit le célèbre Bacon, le premier des philosophes, c'est là
que se trouve la philosophie. Altération, dit le consciencieux Charles
Nodier, dans son dictionnaire, altération c'est le changement de bien
en mal ; mais le bien ne saurait se changer en mal, pas plus que le
mal en bien. Mais le principe du bien peut être épuisé, ou ne plus
trouver de causes occasionnelles propres à le développer, et alors il
rentre dans sa passiveté, dans son état naturel, dans son état d'i-
nertie, et le principe du mal, qui était à l'état latent, trouve des
causes occasionnelles propres à le développer, et il apparaît sur les
débris du bien. Altération, c'est la perte du développement d'une
bonne propriété et le développement d'une mauvaise propriété : voilà
le changement du bien en mal.

très-souvent un miasme qui a développé l'altérabilité de
quelqu'un de nos fluides, un miasme qui a communiqué
à quelqu'un de nos fluides son état vicieux, et cet état
vicieux, résultat d'une incubation plus ou moins longue,
est une cause occasionnelle très-propre à produire une
maladie pareille à celle qui a produit ce miasme.

46. Je sais que des auteurs prétendent que l'altération des fluides est nécessairement consécutive à l'altération des propriétés vitales, comme ils disent. Sans
doute qu'une maladie produite par le virus syphilitique,
par exemple, produit des miasmes syphilitiques; mais
cette maladie syphilitique n'a pas pu exister sans
miasmes syphilitiques, sans incubation de miasme syphilitique, sans altération humorale syphilitique. Il faut
ne pas réfléchir pour dire que la syphilis existe avant
un virus syphilitique, que la rage existe avant le virus
rabiéique, etc.; bref, il faut ne pas réfléchir pour dire
que l'effet existe avant sa cause occasionnelle. Cependant, pour que les fluides perdent leur caractère physiologique, leur caractère hygiénique, pour que leur
altérabilité soit développée dans un point de l'organisme,
il faut préalablement que l'excitation, il faut que la
force vitale physiologique, la force protectrice de l'état
physiologique des fluides soit insuffisante, ou soit remplacée par le développement de l'irritabilité, par l'irritation. Ainsi quand un virus, un miasme impressionne
un point de l'organisme, il faut préalablement que le
virus ou le miasme produise un état d'irritation plus ou
moins considérable avant d'attaquer les fluides. Si ce
résultat n'a pas lieu, la force vitale physiologique digère
le support du virus, du miasme, et la partie subtile,
dans laquelle réside toute la malignité du poison, s'é-
vapore, et il n'y a pas de contagion. C'est ce qui arrive
quand on prend du poison sans en ressentir aucun mal.

Cette légère irritation produite par le miasme se propage peu à peu, plus ou moins rapidement, et l'infection se propage, et l'altération humorale se perfectionne, et la maladie spécifique existe. Ces petites irritations constituent les prodromes de la maladie, cet état de légère souffrance, de malaise, de lassitude, et le temps que met le miasme à altérer les fluides est le temps d'incubation. Il faut donc une légère irritation préalable pour qu'un virus, un miasme, un ferment quelconque puisse altérer nos fluides; mais ces irritations ne constituent pas des maladies spécifiques, la maladie n'est que le résultat de l'incubation, de l'altération complète; alors seulement la maladie spécifique produit un virus spécifique propre à l'alimenter et à occasionner des maladies semblables.

47. Arrivons à la *conditio sine quâ non.* Que faut-il entendre par ces termes *conditio sine quâ non ?* Quand un agent quelconque met obstacle au développement d'une cause première, la soustraction de cet agent, voilà *conditio sine quâ non,* et il n'en existe pas d'autre. Relativement à une cause prochaine, il n'existe pas de *conditio sine quâ non*; dès que la cause prochaine existe, elle agit ou a la puissance d'agir, *positâ causâ proximâ, ponitur vel poni potest effectus.* Dans les écoles, on dit *mens sui motrix*; mais que, pour agir, il a besoin de sensations. Si *mens* était *sui motrix,* quand *mens* est esclave dans un corps humain, *mens* serait essentiellement *sui motrix,* et rien ne pourrait mettre obstacle à ses actions.

48. Quand une cause prochaine cesse d'exister, quand un développement de cause première n'existe plus, soit parce que cette cause première est totalement épuisée, soit parce que la cause occasionnelle n'existe plus, n'a plus d'énergie, alors les effets que produisait cette cause

prochaine cessent nécessairement de se reproduire : voilà ce que signifie *tollitur effectus*. Ces termes ne signifient pas que l'effet n'existe plus dès que la cause prochaine cesse d'exister ; en effet, quand une irritation cesse d'exister, les fluides produits par cette irritation n'existent pas moins et sont souvent la cause des rechutes, *quæ relinquuntur post judicationem recidivas facere consueverunt* (HIPPOCR.)

Telle est, en résumé, la théorie des causes et des effets appliquée à la médecine. Toute théorie doit être le résultat des enseignements de l'expérience ; mais, pour qu'une expérience soit bien faite, il ne suffit pas de s'arrêter à l'examen des phénomènes, il faut remonter à la recherche et à la connaissance des causes de ces phénomènes ; car, comme dit Bacon, « pour savoir vé- » ritablement les choses ; il faut en connaître les causes. » Il n'est pas vraisemblable qu'on puisse savoir vérita- » blement une chose, avant que l'esprit soit entièrement » affermi dans l'explication de ses causes. » (Nov. org. lib. 2, aph. 2.)

La médecine n'a jamais suivi cette marche, aussi tous ses principes sont erronés. La médecine est une branche de la philosophie, de la philosophie de la nature, de la philosophie de Bacon qui a pour objets Dieu, la nature et l'homme, et non de cette prétendue philosophie transcendante qui prétend expliquer tout et qui ne rend raison de rien, de cette prétendue philosophie qui donne des hypothèses pour des faits et des rêveries pour des découvertes ; la médecine, dis-je, est une branche de la véritable philosophie, et sans la connaissance de cette philosophie, interprète de la nature, on ne saurait connaître la nature hors laquelle il n'y a qu'erreurs.

Quand nous voyons un végétal sous l'empire des causes occasionnelles de la végétation, nous le voyons végéter et nous concluons que le végétal possède la végétabilité, la sensibilité et la motilité organiques; car sans sensibilité, le végétal ne saurait être impressionné par les causes végétatives, et sans motilité, le végétal ne saurait réagir sur ces causes pour les absorber. Mais la végétation n'est qu'un phénomène, un résultat. Quelle est sa cause première, quel est l'état naturel de cette cause première, voilà ce qu'il faut savoir, et pour arriver à cette découverte, il faut examiner le végétal sans l'influence de ces causes végétatives. Alors il n'existe plus aucun phénomène dans le végétal, il est comme mort. Alors nous concluons que l'état naturel des propriétés du végétal est l'état d'inertie, état qui ne peut être modifié que par l'action de causes occasionnelles propres à produire ce résultat. Faisons la même expérience sur les animaux, nous obtenons les mêmes résultats; faisons-la sur les minéraux, et les mêmes résultats se présentent. Par exemple, nous voyons ce que nous nommons eau quelquefois à l'état liquide, et nous déclarons que la glace est liquéfiable; nous voyons l'eau à l'état de glace quand l'eau est privée d'un degré suffisant de chaleur, et nous concluons que l'état naturel de la liquéfiabilité est l'état d'inertie, que la liquéfaction n'est qu'un résultat.

Oui, l'état naturel des propriétés des êtres est l'état d'inertie; ainsi l'a voulu l'Être éternel et infini, l'ignorance seule peut enseigner le contraire.

Hippocrate, connaissant les absurdités de la philosophie transcendante, voulait séparer l'étude de la médecine de l'étude de la philosophie; mais ce grand homme n'a jamais prétendu arracher une branche d'un arbre pour donner plus de vigueur à cette branche. La médecine sans la philosophie, dit Bacon, est un art imposteur. Nicon, père de Galien, recommandait sou-

vent à son fils de faire marcher d'un pas égal l'étude
de la philosophie et celle de la médecine. Galien suivit
cette recommandation, et il avoue que, malgré l'intelligence heureuse dont la nature l'avait doué, il n'eût rien
fait de beau ni de grand sans le concours de la philosophie avec la médecine, laquelle n'est en effet que la
philosophie appliquée aux êtres organiques.

DE LA VIE PHYSIOLOGIQUE.

La vie est le résultat du développement des propriétés
vitales des êtres organiques produit par l'action des
puissances stimulantes, ses causes occasionnelles : c'est
une collection de phénomènes plus ou moins nombreux,
plus ou moins énergiques, issue, soit du développement des propriétés vitales physiologiques, vie physiologique, état de bien-être, état de santé; ou du développement des propriétés vitales pathologiques, vie
pathologique, état de souffrance, état de maladie positive.

« On ne peut, dit Galien, assurer d'aucun homme
» qu'il soit dans un état de parfaite santé; mais on
» regarde comme jouissant de l'état de santé ceux qui
» n'éprouvent de douleurs dans aucune partie de leur
» corps et ne ressentent aucune peine à remplir tous
» les devoirs de la vie. »

Pour connaître, autant qu'il est donné à l'homme de
connaître, la vie physiologique, il faut connaître les
propriétés qui en sont les causes premières, les puissances stimulantes qui en sont les causes occasionnelles;
comment ces puissances stimulantes agissent sur les
causes premières; puis expliquer les phénomènes de la
vie physiologique.

1º Les causes premières de la vie physiologique, les
propriétés vitales physiologiques, sont la sensibilité et

la motilité organiques, la sensibilité et la motilité animales, la caloricité.

La sensibilité organique est la propriété des nerfs du système ganglionaire d'être impressionnés par les puissances stimulantes sans que l'homme ait le sentiment, la perception de l'impression reçue. La motilité organique est la propriété des muscles de la vie organique de pouvoir réagir sur les puissances stimulantes. La motilité se compose de l'extensibilité, propriété des fibres de pouvoir s'étendre, se dilater, et de la contractilité, propriété des fibres de pouvoir se rapprocher; le tout sans la participation de la volonté. Ainsi, dès que la sensibilité organique est tirée de son état d'inertie, est développée par l'action d'une puissance stimulante, elle développe la motilité, sa compagne, son aide, alors la vie organique, la cause prochaine des fonctions organiques, existe.

La sensibilité et la motilité organiques existent dans tous les points de l'organisme; la nutrition prouve leur présence. La sensibilité animale, la perceptibilité, est la propriété des nerfs du système cérébro-spinal d'être impressionnés par les puissances stimulantes, de manière que l'homme ait la perception, le sentiment de cette impression. Ainsi, une partie qui est une ramification des nerfs du système cérébro-spinal reçoit une impression qui est transmise au cerveau, le cerveau réagit vers le point impressionné, et alors l'impression devient sensation.

La motilité animale est la propriété des muscles de la vie animale de se dilater et de se contracter pour réagir sur les puissances stimulantes; mais la motion, dans ce cas, est volontaire et n'obéit pas toujours à la sensation. Par exemple, dit Van-Swieten, on veut élever un bras, le bras s'élève; tout homme vivant jouit de cette faculté admirable et illimitée de faire naître, de perpétuer, de changer, d'arrêter et de renouveler à son gré les mouvements de son corps. Ainsi, dès que le cerveau a réagi sur un point du corps avec lequel il a des relations, dès qu'il a réagi sur ce point, la vie animale, la cause prochaine volontaire des fonctions animales existe.

Les propriétés vitales, causes premières de la vie animale, n'existent que dans les organes dits organes des sens, et elles ont besoin de causes occasionnelles différentes pour les développer; ainsi, une puissance propre à développer la cause première de l'olfaction ne produit aucun effet sur la cause première de l'audition, etc.

La perceptibilité est la cause première des sensations agréables, du plaisir, et, vu qu'aucune propriété ne peut posséder deux caractères opposés, jamais la perceptibilité ne saurait devenir la cause première des sensations désagréables, des sensations douloureuses, de la douleur; toute sensation douloureuse annonce le développement de l'irritabilité.

Pour qu'une partie de l'organisme puisse posséder la perceptibilité, il faut premièrement que ce soit un organe des sens, il faut encore que cette partie ait des communications avec le cerveau, il faut que le cerveau réagisse sur l'impression reçue. Quand cette communication n'existe pas, quand les nerfs sont liés, comprimés, coupés, ou quand le cerveau ne réagit pas, il n'existe pas de sensation.

La caloricité est cette propriété dont le développement constitue la calorification, faculté par laquelle l'homme bien portant se maintient dans une température qui lui est propre (32° de Réaumur), et résiste aux degrés extrêmes de chaud et de froid.

Ce que l'on nomme calorique n'est rien autre chose que le principe, la cause première de la calorification, de la chaleur animale, vitale. Ce calorique est introduit dans l'organisme avec les substances sur lesquelles s'exercent la respiration, l'absorption et la digestion. Introduit en grande quantité par la respiration, le principe de la chaleur circule avec le sang où la force vitale le métamorphose en chaleur. Le feu physique, en entretenant la force vitale des organes, n'est propre qu'à développer le principe de la calorification.

Ce n'est pas l'homme qui possède le plus de calorique, qui possède le plus de calorification; les montagnes de glace des mers du nord sont pleines de calorique, et elles sont froides comme la glace.

2º Les puissances stimulantes, les causes occasionnelles de la vie physiologique, sont tous les agents propres à développer les propriétés vitales physiologiques, les aliments solides et liquides, les épices, le musc, l'ammoniac, l'éther, l'opium. On nomme permanentes les substances qui agissent localement et n'affectent le reste de l'organisme qu'après avoir produit un changement local; le fer, la poudre de quina, de gentiane, etc. On nomme diffusibles les substances dont l'action se répand promptement dans divers points de l'organisme, par exemple, le vin, l'alcool et surtout l'opium.

Comment les puissances stimulantes, les causes occasionnelles de la vie physiologique agissent-elles sur les propriétés vitales physiologiques ? Nous ne connaissons pas la nature des propriétés vitales, et nous ne saurions expliquer le *modus agendi* de ces puissances; mais nous savons qu'elles agissent sur ces propriétés en les réveillant de leur état d'inertie, en métamorphosant une certaine quantité de ces propriétés en faculté, en puis-

sance, en cause prochaine, en cause efficiente des phénomènes qui en sont les résultats. Qu'on me permette
une comparaison. Supposons un tissu ayant 50 degrés
d'extensibilité, si les agents extenseurs produisent 25
degrés d'extension, il ne restera plus dans les molécules
de ce tissu que 25 degrés d'extensibilité, que 25 degrés
de susceptibilité d'extension. Il en est ainsi de la sensibilité et des autres propriétés vitales : si une puissance stimulante développe 50 degrés de sensibilité sur
un sujet qui en possède 100 degrés, ce sujet aura 50
degrés d'excitation, de force vitale physiologique, et il
ne lui restera plus que 50 degrés de sensibilité, d'excitabilité.

Puisque les degrés de développement de la motilité
et de la caloricité sont proportionnels aux degrés de
développement de la sensibilité, pour abréger, je donne
le nom d'excitabilité à l'ensemble des propriétés vitales
physiologiques, et le nom d'excitation ou de vie physiologique au développement de ces propriétés vitales.

Non-seulement les puissances stimulantes, les causes
occasionnelles de la vie physiologique agissent sur l'excitabilité en métamorphosant une certaine quantité d'excitabilité en excitation, en vie physiologique, mais
encore elles agissent sur ces propriétés en les consu-
mant, en les épuisant plus ou moins rapidement, et
puis ces propriétés développées s'épuisent par leur
exercice, et s'épuisent d'autant plus promptement que
cet exercice est plus actif; voilà comment arrive la
vieillesse prématurée, voilà la cause de l'inévitable
mort.

Pourquoi l'excitabilité est-elle abondante, en grande
quantité dans les enfants, dans les jeunes gens délicats,
dans les femmes délicates, pourquoi l'excitation est-elle
faible chez ces sujets ? C'est que les faibles puissances

stimulantes dont font usage ces sujets développent peu d'excitabilité; en conséquence, il reste beaucoup d'excitabilité et il y a peu d'excitation.

Pourquoi l'excitabilité est-elle médiocre dans les hommes vigoureux, pourquoi l'excitation est-elle énergique dans ces sujets? C'est que les fortes puissances stimulantes dont font usage ces sujets développent fortement leur excitabilité; en conséquence, leur excitabilité est médiocre et leur excitation est énergique. Leur excitabilité est médiocre, mais elle n'est pas trop épuisée. Pourquoi l'excitabilité est-elle épuisée dans un âge très-avancé, pourquoi l'excitation est-elle faible dans cet âge? C'est que le long usage des puissances stimulantes, que le long exercice de l'excitabilité ont fortement épuisé cette propriété, qu'il faut de forts stimulants pour la développer, et que ces forts stimulants l'épuisent rapidement, de manière qu'elle ne possède plus d'excitabilité suffisante; et sans excitabilité suffisante il ne peut exister de développement suffisant, il ne peut exister d'excitation suffisante.

On ne saurait donc produire une forte excitation chez un sujet dont l'excitabilité est abondante; car, plus l'excitabilité est abondante, plus elle est susceptible à l'action des stimulants, plus promptement elle est épuisée par ces stimulants, et alors l'excitation ne peut pas être forte.

On ne saurait produire une forte excitation chez un sujet dont l'excitabilité est fortement épuisée, parce que, pour produire une forte excitation de quelque durée, il faut de fortes puissances stimulantes et une excitabilité capable de les supporter, et ces fortes puissances épuisent rapidement le peu d'excitabilité qui reste, et sans excitabilité suffisante il ne saurait exister d'excitation énergique.

Ce n'est donc que chez les sujets dont l'excitabilité est médiocre et qui supportent de forts stimulants que l'on peut produire une forte excitation, une excitation de quelque durée; car, pour avoir une excitation permanente, il faut une stimulation permanente, et sans une excitabilité suffisante il ne saurait exister une forte excitation; car toute excitation actuelle est un développement actuel de l'excitabilité; que l'excitabilité cesse d'être susceptible, ou que le stimulant perde de son énergie, l'excitation tombe.

Il est donc évident que l'accroissement de l'excitation est proportionnel au décroissement de l'excitabilité et qu'il est impossible de trouver dans le même sujet exaltation des propriétés vitales et exaltation de la force vitale. C'est cependant ce que professent tous les physiologistes, ces mêmes hommes qui professent que les causes premières de la vie sont des attributs de la vie, ceux qui professent que la mobilité est l'attribut du mouvement.

Les propriétés vitales physiologiques, l'excitabilité, comme toutes les causes premières, se réparent par le repos, par la cessation d'action des causes occasionnelles. Alors ces propriétés, ces causes premières rentrent dans leur état d'inertie, dans leur état de repos, dans leur état naturel, et l'on professe que les puissances stimulantes exaltent les propriétés vitales, et l'on ne peut pas professer une autre doctrine dès que l'on professe que ces propriétés sont des attributs de la vie; car, si elles étaient des attributs de la vie, elles devraient s'exalter avec la vie; mais la nature ne connaît pas ces monstruosités.

L'expérience nous prouve que les préparations de graine de lin, de mauve, de guimauve, de gomme, etc., sont propres à diminuer l'énergie de l'excitation;

et aussi on nomme ces substances adoucissantes, débilitantes, anti-sthéniques. Maintenant c'est à la raison à démontrer comment ces substances obtiennent ce résultat. On professe que les propriétés vitales sont des attributs de la vie, et alors il faut bien professer que l'énergie des propriétés vitales est proportionnelle à l'énergie de la vie. Mais quand nous rappelons un homme asphyxié à la vie, nous devons nous apercevoir que cet homme possède la susceptibilité de vivre, car *prius est posse esse, quam esse;* or, cette susceptibilité de vivre n'est rien autre chose que la sensibilité, etc. Cette propriété n'est donc pas un attribut de la vie, puisqu'elle existe sans vie, puisqu'elle existe avant la vie. Non, la sensibilité n'est pas un attribut de la vie, c'est la cause première de la vie; ainsi tout le système tombe. La vie, l'excitation est un résultat, un phénomène sur lequel une cause occasionnelle ne saurait agir; une cause occasionnelle ne peut agir que sur une propriété. Ainsi ces substances ne sauraient agir sur l'excitation.—Peuvent-elles agir sur l'excitabilité en diminuant son développement? Non, cela est impossible; on ne peut agir sur une propriété qu'en la développant plus qu'elle n'est développée; car, ou la cause occasionnelle a prise sur la propriété et la développe (on ne peut pas agir autrement sur un état d'inertie), ou elle n'a pas de prise, et alors elle ne produit plus aucun effet. Comment donc agissent ces substances débilitantes? Ces substances se mélangent avec le sang, avec les substances fortes qui sont dans l'organisme; ce mélange diminue l'énergie de ces substances fortes, comme le mélange de l'eau avec l'alcool diminue l'énergie de l'alcool; les substances fortes ayant perdu de leur énergie ne produisent plus la même stimulation, le même degré de développement proportionnel au degré de *stimulus* ne peut plus exister : voilà comment agissent les substances dites débilitantes.

Il n'en est pas ainsi des substances narcotiques : celles-ci, l'opium, par exemple, étant douées d'une grande énergie diffusible, développent promptement et fortement l'excitabilité, et l'on sait que fort développement est synonyme de fort épuisement d'une propriété. Quand ce développement, cet épuisement est considérable, la sensibilité n'est plus assez susceptible, et quand l'organisme serait plein de *stimulus*, il n'y a plus ou pas assez de stimulation. C'est donc en épuisant les propriétés, les causes premières, que les narcotiques agissent.

Comment agit le froid sur l'organisme? Le froid n'est rien autre chose que le résultat d'une grande diminution de chaleur, l'absence de chaleur. La chaleur est un stimulant; le froid ne peut donc jamais être qu'un antistimulant. Ce n'est pas ce que l'on professe. « Voulez-» vous savoir quand le froid agit comme stimulant, dit » Bichat (Anat. gén. systèmes capill. p. 504), c'est » quand il rougit le bout du nez, des oreilles. Quand » ces parties deviennent livides, d'autres phénomènes » annoncent en même temps que son action est séda-» tive. » Le froid soutire une grande quantité de chaleur, occasionne une grande diminution de stimulation. On sait que là où la stimulation est très-faible, là la sensibilité devient très-abondante; il n'y a pas assez d'excitation dans les parties saisies par le froid pour que la circulation capillaire puisse se faire; les fluides ne passant pas des artères dans les veines, le sang reste en stagnation, se détériore, devient d'autant plus irritant qu'il y a dans les parties saisies par le froid abondance de sensibilité, l'irritation survient; puis, quand les propriétés s'épuisent, les parties deviennent livides. Quand on est dévoré par une grande chaleur, un peu de fraicheur fait du bien, parce qu'il soutire un excès de chaleur qui peut épuiser les propriétés vitales; mais ce n'est qu'en qualité de débilitant que le froid produit ce résultat. Ce qui ne peut pas tirer une propriété de son état d'inertie, ce qui est propre à anéantir le *stimulus* des causes occasionnelles, de manière à ce que la sensibilité rentre dans sa passivité faute de *stimulus*, ne saurait jamais devenir stimulant.

DES PHÉNOMÈNES PHYSIOLOGIQUES—DES FONCTIONS PHYSIOLOGIQUES.

L'excitation, la vie physiologique, le développement des propriétés physiologiques par des puissances stimulantes convenables, voilà la cause prochaine, la cause efficiente des fonctions physiologiques. Le *stimulus* ne sert qu'à réveiller la propriété, la cause première; mais sans ce *stimulus* il ne saurait exister de réveil, il ne saurait exister de cause prochaine, il ne saurait exister de phénomène : la cause prochaine n'est rien autre chose que le réveil de la propriété, que le réveil de la cause première (1). C'est donc l'excitation qui

(1) Hahnemann, l'inventeur de la médecine homœopathique, dont les principes ne valent pas mieux que ceux de la médecine allopathique, plaisante beaucoup sur la métamorphose de la cause première en cause prochaine. « La médecine rationnelle, dit-il (Essai » sur la méd. allopathique, p. 11-12), se figure pouvoir trouver » la cause de la maladie, mais ne la trouve pas en réalité, parce » que l'on ne peut ni la connaître ni par conséquent la rencontrer. .... « On était donc réduit à en imaginer une.... On arrivait à se » former une image vague et fantastique que la médecine théorique » regardait comme la cause première, dont on faisait ensuite la cause » prochaine et en même temps l'essence intime de cette maladie, la » maladie même, quoique le bon sens dise que la cause d'une chose

produit tous les phénomènes physiologiques, toutes les fonctions physiologiques.

Tout homme qui connaît bien l'anatomie est saisi d'admiration en contemplant le merveilleux mécanisme humain ; quelle prédisposition à l'harmonie vitale ! Mais tous ces viscères, tous ces organes ne sont rien sans les propriétés vitales. Dès que la sensibilité physiologique est développée, elle développe la motilité, sa compagne inséparable ; la motilité développée produit dans les fibres des extensions et des contractions alternatives, et les fonctions physiologiques apparaissent.

L'intensité d'énergie des fonctions physiologiques est nécessairement en raison de l'intensité de l'excitation, de l'intensité de développement des propriétés vitales physiologiques, comme l'intensité de développement de ces propriétés est en raison du degré de force d'action des puissances stimulantes sur ces propriétés. Quand les puissances stimulantes sont sans énergie, l'excitabilité a beau être abondante, elle est nécessairement faiblement développée : c'est le cas des enfants, des femmes délicates, et si les stimulants étaient forts, ils épuiseraient

» ne saurait être cette chose elle-même. » Quels principes ! Trouver étonnant qu'une cause première développée par une cause occasionnelle devienne, dans les êtres organiques, une cause prochaine, tandis qu'il ne saurait exister une seule cause prochaine qui ne soit le développement d'une cause première.

Hahnemann dit (en note, à la page 12) : « La médecine rationnelle » aurait mieux fait de chercher à découvrir la cause occasionnelle » des maladies. » Il paraît que cet homme croyait que la médecine rationnelle ne s'occupait pas des causes occasionnelles. Mais dans quel ouvrage de médecine rationnelle Hahnemann a-t-il trouvé ce passage relatif à la métamorphose de la cause première en cause prochaine ? Des hommes, qui considèrent la vie comme un principe et les propriétés vitales comme des attributs de la vie, ne sauraient admettre de cause première, à moins que ce soit la vie ; mais la vie est un résultat, non une propriété.

rapidement cette abondante excitabilité, et l'excitation serait également faible. — Quand l'excitabilité est fortement usée, consumée, épuisée, comme dans la vieillesse, elle est peu susceptible à l'action des faibles stimulants, et les stimulants trop énergiques l'usent, l'épuisent encore davantage. — Ce n'est donc que quand l'excitabilité est médiocre, qu'elle peut supporter de fortes puissances stimulantes que l'on peut obtenir une excitation énergique.

Deux écueils sont à éviter dans l'application des puissances stimulantes : 1º Si ces puissances ne sont pas assez énergiques pour le sujet qui en fait usage, le sujet tombe dans un état de faiblesse. Cet état de faiblesse peut aller jusqu'à l'incapacité ; alors les fonctions sont insuffisantes, la digestion ne se fait plus, la circulation capillaire, qui ne se fait que par l'action tonique des parties, est incomplète, les fluides restent en stagnation, leur masse agit physiquement sur les fibres, peut tendre excessivement ces fibres, les rompre et occasionner des irritations passives. 2º Si l'on fait un usage continuel de puissances stimulantes très-énergiques, on développe beaucoup de calorique, on produit un sang très-énergique, la circulation est énergique, le sang peut occasionner des ruptures de petits vaisseaux, les irriter plus ou moins. Aussi Hippocrate nous dit que la santé athlétique est dangereuse ; aussi Celse nous dit que ceux qui possèdent cette santé doivent se défier de leurs richesses, *suspecta habere sua bona debent*, parce que leur santé, ne pouvant monter plus haut, court risque de tomber, *quia non ultrà progredi potest retrò, quasi ruinâ quâdam, revolvitur.* (Lib. 3, cap. 2.)

DE LA SYMPATHIE.

Il existe entre toutes les parties de l'organisme humain en état de santé, un *consensus* d'action en vertu duquel règne une harmonie plus ou moins parfaite entre les fonctions. Mais il existe un *consensus* plus prononcé entre certains organes, et ce *consensus* plus prononcé se nomme sympathie. Ainsi, en augmentant l'excitation de l'utérus, vous augmentez l'excitation des seins, *et vice versâ.* Quand un organe manque d'excitation, et qu'on ne veut ou qu'on ne peut agir sur cet organe, on peut recourir à l'excitation de l'organe sympathique. On nomme sympathie active celle de laquelle part l'effet sympathique, et sympathie passive, celle qui la reçoit. La sympathie active, l'organe directement stimulé est la cause prochaine de la sympathie passive, des effets sympathiques. L'excitation est une force libérale; elle fait part de ses richesses à ses voisins, et c'est aux médecins à diriger ses opérations sans en connaître le *modus agendi.*

DE LA RÉACTION.

La force de réaction est la force de l'excitation qui, à l'aide de l'extension et de la contraction, tend à repousser tout ce qui serait nuisible à l'organisme. Les anciens n'attribuaient cet instinct qu'à l'estomac : *Non fert medicamenta noxia stomachus, quia inter reliquas corporis partes excellentiâ sensûs prœditus est, ait Galienus.* Eh bien ! cet instinct existe dans toutes les parties du corps; il est de la nature de l'excitation de veiller à la conservation de la santé, et partout où il se présente un irritant, l'excitation réagit avec toute sa force pour le repousser; c'est là sa nature, et elle ne saurait exister sans conserver son caractère. Quand l'estomac contient des substances nuisibles, la membrane musculaire de l'estomac se contracte pour vider ce viscère, le diaphragme et les muscles abdominaux viennent au secours de cette membrane. Quand les matières nuisibles sont dans les intestins, la membrane musculaire des intestins fait les mêmes efforts et appelle à son secours les muscles abdominaux qui se contractent également dans un autre sens. Partout où se présente un irritant survient un combat de la part de l'excitation ; ce n'est que quand l'irritant a développé l'irritabilité, ce n'est que quand l'irritation existe qu'il existe des extensions permanentes dans les fibres, et qu'il n'existe plus de réaction dans ces points vaincus.

DES INCAPACITÉS.

Les incapacités surgissent quand le développement des propriétés vitales physiologiques est insuffisant, quand l'excitation est insuffisante, que les organes ne peuvent pas exécuter les fonctions qui leur incombent. Sont souvent dans ce cas les hommes qui font continuellement usage d'aliments nuisibles ou insuffisants, ceux qui se livrent à des excès et manquent souvent des objets nécessaires à la vie, qui vivent dans des contrées marécageuses, qui habitent des réduits privés d'air, etc.

Quand les fonctions sont insuffisantes, les aliments sont mal élaborés, la nutrition est incomplète, les fluides sont mal élaborés, restent souvent en stagnation ou s'écoulent des vaisseaux pour rester en stagnation dans les cavités : telles sont les hémorrhagies passives, les hydropisies passives. Ces fluides en stagnation, les gaz qui s'accumulent peuvent distendre excessivement les fibres, les irriter par cette distension, et la douleur peut venir se joindre aux incapacités. Dans ce cas, ce ne sera pas avec des anti-stimulants que l'on fera cesser le spasme; ici le spasme est la cause et non l'effet de l'irritation, ici l'afflux humoral est cause et non effet, ici il y a manque et non excès de *stimulus*.

Quand une garde-malade très-zélée reste plusieurs jours et plusieurs nuits au chevet de son malade, la fatigue épuise l'excitabilité des extrémités inférieures, l'excitation faiblit dans ces organes, le sang veineux ne remonte pas suffisamment, ce sang reste en stagnation, les jambes s'œdematient. La personne peut éprouver des sensations douloureuses dans ces parties; mais ces sensations douloureuses ne sont pas dues à des irritations actives, ne sont pas dues à des excès de *stimulus;* ce sont des résultats d'incapacité.

DE LA VIE PATHOLOGIQUE.

La vie pathologique est le résultat du développement de l'irritabilité, sensibilité pathologique ou pathogénique qui, étant développée, tient en esclavage la motilité dont elle ne met en exercice que l'extensibilité, de sorte que, dans l'irritation, les extensions et contractions alternatives n'existent plus et que le rhythme habituel des fonctions physiologiques n'existe plus. La vie pathologique est simple ou compliquée d'un vice humoral; elle est simple quand il n'existe que développement de l'irritabilité dans un organe, elle est compliquée quand l'irritation est le résultat d'un miasme ou d'un virus qui a communiqué à quelqu'une de nos humeurs son état vicieux.

Sans doute que la maladie réside dans l'irritabilité, sans doute que c'est l'irritation qui produit les symptômes morbides; mais la cause occasionnelle est dans l'altération humorale, et tandis que durera cette cause occasionnelle, la maladie ne saurait cesser. Dans ce cas, la cause première de la maladie est double : c'est l'irritabilité, c'est l'altérabilité humorale, et la cause prochaine est double : c'est l'irritation, c'est l'altération humorale, et pour faire cesser cette irritation, il faut absolument que l'altération humorale soit anéantie.

Le domaine de l'irritabilité est général; pour se convaincre de cette vérité, il suffit de prendre une épingle et d'en piquer les diverses parties du corps; mais son siége est au cerveau, et dès que les relations d'un point de l'organisme avec le cerveau sont interrompues, ce point n'est plus irritable, quoiqu'il conserve toujours sa sensibilité organique; et cependant on professe que l'irritation est une exaltation de la sensibilité organique, tandis qu'il n'y a rien de commun entre ces deux propriétés; il existe au contraire de l'opposition, puisque l'une ne donne jamais le sentiment de son développement et que le développement de l'autre est dolorifère. Dès qu'un *stimulus* excessif, un irritant, agit sur la sensibilité organique ou animale, il épuise cette sensibilité, si l'excitation n'est pas assez puissante pour le repousser, et il va développer l'irritabilité et crier à l'homme de prendre garde à lui et de veiller sur ses actions. L'irritabilité est la cause première unique de toutes les sensations douloureuses, c'est la cause première unique de toutes les maladies positives; les puissances irritantes simples ou avec ferment en sont les causes occasionnelles, et la maladie n'est rien autre chose que le développement de cette irritabilité, développement simple ou compliqué d'une altération humorale.

Personne ne connaît la nature de l'irritabilité, personne ne connaît la nature de l'irritation. Qui connaît la

nature des miasmes, des virus qui viennent empoisonner
l'homme ? *Morborum,* dit Hippocrate, *unus est modus;
morbi tamen inter se mihi differre videntur, quando
propter locorum dissimilitudinem et alienationem, quin
etiam morborum omnium species et causa una et eadem
est* (Lib. de flatibus). Par *modus,* mode, on entend la
détermination actuelle d'une chose, *modus est actualis
determinatio rei; unus modus* signifie que la cause déterminante des maladies est la même, *ob quandam irritationem,* dit Hippocrate (Lib. de consuetud. mutatione),
la cause déterminante des maladies positives, actives,
est un irritant développant l'irritabilité. Mais, dit Hippocrate, les maladies diffèrent entre elles, soit par rap-
port au lieu, à l'organe irrité, soit par d'autres raisons,
par exemple, à cause d'un vice humoral, soit à cause
des degrés d'intensité, des degrés d'âges, des degrés
d'acuité ou de chronicité; mais enfin toutes les maladies
sont de même espèce, toutes sont des irritations, et leur
cause occasionnelle est la même : c'est une puissance
irritante pure ou impure.

Oui, une puissance irritante, voilà la cause occasionnelle des maladies; un développement de l'irritabilité,
en voilà la cause prochaine; mais, comme dit Hippocrate, deux maladies ne sont pas les mêmes si elles ne
méritent pas le même nom, *nullius est idem morbus,
nisi idem quoque nomen sortiatur* (Lib. 4 de vict. ratione).
Et puis, quand deux maladies mériteraient le même
nom, quelle différence il peut exister entre elles! quelle
différence il peut exister entre une dysenterie putride
toujours mortelle et une dysenterie inflammatoire facile
à faire cesser! quelle différence il peut exister entre
une maladie épidémique d'une année et une pareille
maladie épidémique d'une autre année! La grande différence qui existe entre les maladies réside dans la na-

ture de l'altération humorale et non dans les degrés des développements de l'irritabilité. Quelle différence il existe entre la maladie d'un sujet cacochyme et cette même maladie chez un sujet d'une bonne constutition !
« La cachexie, dit Van-Swieten, ou la constitution dé-
» pravée du corps, dépend d'une si grande faiblesse de
» tous les viscères qu'ils ne peuvent remplir le méca-
» nisme de la nutrution que d'une manière imparfaite.
» Cet état cachectique arrive lorsque tous les viscères
» et les humeurs ont perdu ces facultés virtuelles et
» génératives qui les rendent capables de changer et
» d'assimiler les aliments en notre nature. » (Comm. sur les aphorism. de Boerhave.) C'est-à-dire que la cachexie, la cacochymie, est le résultat d'un vice scrophuleux, dartreux, psorique, syphilitique, qui n'est pas assez fort pour déterminer un état morbide, mais qui est suffisant pour empêcher le perfectionnement des fluides et est une prédisposition aux maladies impures.

Toutes les maladies positives sont donc des dévelop-pements de l'irritabilité ; celles qui ne le sont pas appar-tiennent à la classe des incapacités ; mais quelle diffé-rence il existe entre les irritatious ! les unes sont entées sur la force vitale, les autres sont entées sur la faiblesse vitale ; les unes sont énergiques, les autres sont faibles ; il y en a d'adynamiques, il y en a de récentes, il y en a de chroniques ; il y en a de simples, il y en a de com-pliquées d'une altération humorale.

L'irritabilité est une propriété une et indivisible dans tout l'organisme ; c'est partout la propriété d'éprouver des sensations douloureuses, c'est partout la cause pre-mière de la douleur ; mais ses degrés de susceptibilité sont loin d'être les mêmes dans tous les tissus. Un homme, à qui Desault venait d'amputer la cuisse, de-manda à Bichat, qui assistait à l'opération, pourquoi la douleur qu'il éprouvait, à l'instant où l'on coupait la peau, était différente du sentiment pénible qu'il ressentit lorsqu'on fit la section des chairs, où les nerfs, parsemés çà et là, étaient incisés par l'instrument, et pourquoi ce dernier sentiment différait encore de celui qui eut lieu lorsqu'on fit la section de la moelle. Bichat répond que chaque système a son mode de sensibilité animale propre dans l'état naturel, et qu'il l'a aussi dans l'état morbide, c'est-à-dire dans la douleur. (Anat. gén. Syst. nerv. de la vie animale, p. 164.) C'est-à-dire que c'est dans la moelle nerveuse que l'irritabilité a le plus de susceptibilité; que cette susceptibilité est plus faible dans les chairs, plus faible dans la peau. « On a » confondu souvent, dit Bichat *(ibidem)*, la douleur » sciatique, qui siége dans le nerf du même nom, avec » le rhumatisme qui affecte les muscles ou les parties » tendineuses; mais la diversité de la douleur suffirait » seule pour les faire distinguer. » Ce que Bichat nomme sensibilité animale est l'irritabilité. Avant de parler des diverses variétés de l'irritation, il convient de dire ce que c'est que l'irritation et quels sont ses effets : l'irritation est le développement de l'irritabilité, sa cause première, comme l'excitation est le développement de de l'excitabilité, comme tout phénomène est un développement de sa cause première. L'irritabilité n'est pas, comme on le professe, une exaltation de la sensibilité organique, qui d'organique devient sensibilité animale altérée. Il est de l'essence de la sensibilité organique de rester sensibilité organique; la sensibilité ne s'altère pas, les propriétés des êtres sont inaltérables, ne sauraient changer de nature; puis l'irritabilité n'est développée que par des puissances irritantes, et les puissances irritantes, loin d'exalter les propriétés, les épuisent. Au reste, quand on examine bien la théorie de l'irritation, l'irritation n'est même pas une exaltation de la sensibilité organique, l'irritation est un résultat sans cause première. Voici cette théorie : une partie est-elle irritée d'une manière quelconque, aussitôt sa sensibilité organique s'altère; elle augmente.... d'organique qu'elle était, elle devient animale (BICHAT, Anat. gén. Syst. capill. p. 496-498). Une partie est-elle irritée, aussitôt la sensibilité organique s'altère. On ne dit pas pourquoi, comment elle est irritée, mais enfin on la suppose irritée; voilà le premier point. Voici le second : aussitôt sa sensibilité organique s'altère. L'altération de la sensibilité n'est donc que consécutive à l'irritation, n'existe donc qu'après que l'irritation existe, ce n'est donc qu'un résultat de l'irritation. L'irritation n'est donc pas une exaltation de la sensibilité organique, puisque l'irritation existe avant cette exaltation supposée. *Nihil fit à semetipso*, rien ne se fait de soi-même. L'irritation est un effet, un produit, un phénomène : elle a donc sa cause première et sa cause occasionnelle. L'irritation produit d'autres phénomènes; c'est donc une cause prochaine, une cause efficiente, et toute cause prochaine n'est que le développement d'une cause première produit par une cause occasionnelle. L'irritation a donc nécessairement sa cause première et sa cause occasionnelle. Toute la médecine lui reconnaît une cause occasionnelle : c'est une puissance irritante. Mais quelle est sa cause première? car une puissance irritante ne peut irriter que ce qui est irritable. Quelle est la propriété sur laquelle agit la cause occasionnelle ? La médecine ne peut pas répondre à cette question; car la médecine n'a aucune idée d'une propriété, d'une cause première. La médecine professe que la vie existe avant les propriétés vitales; elle professe que les propriétés vitales sont des attributs de la vie; elle professe que si l'homme est sensible, c'est parce qu'il vit. C'est pour cela que Bichat ne met sa prétendue altération, sa prétendue augmentation de sensibilité organique qu'après l'irritation ; une partie est-elle irritée, aussitôt sa sensibilité organique s'altère, elle augmente, etc. Si un mécanicien disait à un paysan : vous voyez ce moulin tourner au vent ; hé bien ! ce moulin qui tourne possède la mobilité, précisément parce qu'il tourne. Sans doute que ce moulin possède la mobilité, dirait le paysan ; car, s'il ne possédait pas la mobilité, le vent ne saurait agir sur lui et le faire tourner. Oui, répondrait le mécanicien, mais il n'est mobile que parce qu'il tourne ; avant de tourner, ce moulin n'est pas mobile : la mobilité est un attribut du mouvement. Le paysan rirait au nez du mécanicien. Voilà cependant ce que de graves professeurs en médecine apprennent à leurs élèves.

Quand un homme est asphyxié, quand sa vie est suspendue momentanément, si la sensibilité est un attribut de la vie, cet homme qui ne vit pas, ne possède plus de sensibilité. S'il ne possède plus de sensibilité, comment le rappellerez-vous à la vie ? S'il en possède, la sensibilité n'est donc pas un attribut de la vie. « Les » idées fausses que l'on s'est formées de la vie, dit » Richerand (Nouv. élém. de physiol. Prolégom. p. 13), » tiennent à ce que, ne voulant pas la considérer comme » un résultat, les physiologistes l'ont perpétuellement » confondue avec les propriétés vitales. Celles-ci sont » causes, celle-là n'est qu'un effet. » Cependant ce même Richerand définit aussi l'inflammation, l'irritation inflammatoire, l'augmentation de toutes les propriétés vitales dans la partie qui en est le siége (Prolégom. p. 90). Si Richerand avait eu une idée des propriétés vitales, il aurait su que la diminution des propriétés vitales est proportionnelle à l'augmentation de leur développement, et puisqu'il reconnaissait que l'inflammation était due à un irritant, le développement de ces propriétés vitales était nécessairement considérable. Richerand ne connaissant pas l'irritabilité ne pouvait connaître l'irritation. Voici ce que Bichat dit de l'irritabilité, la contractilité organique sensible ou l'irritabilité (Anat. gén. Consid. gén. p. 42). « Il n'existe pas de contractilité sensible ; il » n'y a que la contraction qui peut être sensible, et puis » l'irritabilité est une sensibilité et non une contractilité, » et dans l'irritation la contraction est entravée, les ex- » tensions sont permanentes. » Enfin, Prus, lauréat de la société de médecine du Gard, en 1821, dans sa nouvelle doctrine médicale, dit : « Nous appelons irritabilité, » non pas telle ou telle propriété en particulier, mais » la réunion des trois propriétés sensitive et motrices, » parce que les parties qui en sont pourvues sont seules » irritables ou susceptibles d'irritation (p. 155). »

Revenons à la nature, revenons à la vérité : l'irritabilité existe dans tous les points de l'organisme, comme la sensibilité organique. C'est une sentinelle assoupie placée par la Sagesse éternelle sur les confins de la sensibilité organique.

Dès qu'une partie de l'organisme est impressionnée par une puissance irritante, par un *stimulus* trop énergique pour la sensibilité organique, cette sensibilité est consumée, épuisée dans les points impressionnés par la force du *stimulus* ; alors il n'existe plus d'excitation, de vie organique dans ces points ; alors le rhythme habituel des fonctions n'existe plus. Le *stimulus* irritant développe l'irritabilité, sensibilité morbifique ; de suite des extensions permanentes existent dans les fibres, la douleur annonce l'accident. Les fibres sont dans un état de violence ; quand les fibres sont parvenues à leur dernier degré d'extensibilité, elles restent nécessairement dans un état fixe de contraction. Il ne saurait exister de réaction dans les fibres irritées, puisque les extensions et contractions alternatives n'existent plus; alors il y a dilatation dans les parties irritées, alors les fluides affluent comme dans un gouffre; cet afflux de fluides augmente nécessairement l'état de violence, augmente la dilatation, augmente le désordre. Ces fluides séjournent nécessairement, puisqu'il ne saurait exister de réaction, à moins qu'elle ne vienne de la part des organes voisins non irrités, dans lesquels l'excitation, qui veille au salut de l'organisme, excite des mouvements d'extensions et de contractions. Et la médecine professe que l'irritation est une exaltation de l'action organique, une exaltation des propriétés vitales! (*Voyez* Dict. des sciences méd.) Quand le foyer d'irritation est considérable, la sensibilité et l'irritabilité des organes voisins et des organes sympathiques, que le *stimulus* attire comme l'aimant, afflue aussi dans ces points où la sensibilité est consumée, épuisée, à mesure qu'elle arrive, ce qui est la cause de la prostration subite des forces de l'organisme. Quand un organe important est fortement irrité, alors l'irritabilité manque dans les organes voisins, ce qui fait que, dans le même cas, on applique de forts vésicatoires qui ne deviennent pas vésicants. On sait que l'irritation produit des fluides irritants, fluides qui ne sont propres qu'à alimenter l'irritation; supposez un vice humoral, un vice spécifique comme cause occasionnelle de l'irritation, et vous vous ferez une idée d'un état dans lequel la médecine dit qu'il existe une exaltation physiologique. L'irritation prend différents noms, suivant les différents tissus et les différents organes qu'elle affecte.

On donne le nom d'inflammation, d'irritation inflammatoire à l'irritation des tissus sanguins, parce que la partie irritée est rouge et comme enflammée.

On donne le nom de catarrhe à l'irritation des tissus lymphatiques, parce que la partie irritée est inondée par l'afflux de fluides lymphatiques.

On donne le nom de névroses, de névralgies à l'irritation des nerfs, à l'irritation des parties internes des nerfs; car le névrilème, l'enveloppe des cordons nerveux est peu sensible.

La douleur est vive, tensive, lancinante, etc., dans l'irritation inflammatoire.

Elle est gravative dans les catarrhes.

Dans les nerfs, elle est si violente qu'il n'est pas possible de la confondre avec l'irritation d'un autre tissu. Le cit. Chaussier, dit Bichat, a très-judicieusement pris pour premier caractère de la névralgie la nature même de la douleur. (Syst. capill. p. 164.)

Avant Galien, on donnait à toute inflammation le titre de phlegmon, qui aujourd'hui désigne une inflammation locale des tissus cellulaires et parenchymateux, avec gonflement, tension, pulsation et rougeur. Avant Galien, c'étaient les esprits qui faisaient les inflammations, qui engorgeaient la partie enflammée, qui l'élevaient en tumeur. (*Voyez* Peyrilhe. Hist. de la chirurg., tome II.) Aujourd'hui, les irritations se font seules, le développement de l'irritabilité, la prétendue altération de la sensibilité organique, sa prétendue augmentation, sa prétendue métamorphose en sensibilité animale, n'est que consécutive à l'irritation.

On donne le nom d'érysipèle à l'irritation de la peau. La bile jaune, fortement échauffée, disaient les anciens, cause l'érysipèle. Les modernes ne disent pas quelle est la cause de l'érysipèle; eux prétendent que l'altération des fluides est toujours consécutive à la lésion des solides, toujours la cause est placée après l'effet. Sans doute que l'effet devient aussi cause secondaire; mais il en faut une primitive.

Galien prétend qu'il faut une prédisposition dans l'homme pour qu'il soit atteint d'une maladie. « Notre » corps, dit-il, porte en lui-même le germe des mala- » dies, quand il y est comme préparé; une cause étran- » gère quelconque survient et la fièvre s'allume. Il ne faut » pas croire que cette cause étrangère soit d'une nature » assez puissante pour procurer une violente maladie; » c'est la disposition du corps qui la détermine. » (GALIEN, comment. sur HIPPOCRATE.) Celse est du même avis. « Les maladies, dit Celse, ne naissant pas d'une » seule cause, on prend ordinairement pour la princi- » pale celle qui sert le plus à aggraver les autres et à » décider la maladie; car cette cause, réduite à elle- » même, est incapable de produire le moindre déran- » gement morbifique; mais secondée et fortifiée par les » autres, elle en excite de considérables. » (CELSE, Préf. liv. 1, p. 16.) Hahnemann (Médecine homœopathique, dans son Organon, au n° 31) dit aussi : « Les puis- » sances ennemies, tant physiques que morales, qui » portent atteinte à notre vie ici-bas, et que l'on appelle » influences morbifiques, ne possèdent pas d'une ma- » nière absolue la faculté d'altérer la santé; nous ne » tombons malades sous leur influence que quand notre » organisme est suffisamment prédisposé à ressentir » l'atteinte des causes morbifiques.... Ces puissances » ne font donc naître la maladie, ni chez tous les » hommes, ni chez un même homme dans tous les » temps. »

L'expérience est favorable à l'opinion émise ci-dessus : quand une épidémie décime un pays, elle entre dans une maison où il y a six personnes, et une seule est malade; les autres n'ont pas été soustraites à l'influence du miasme, mais la force de l'excitation et le bon état des fluides des sujets ont résisté.

4

Quand un homme d'une complexion apoplectique succombe à l'apoplexie, ce n'est jamais que quand sa santé commence à faiblir.

On voit souvent, dans les épidémies de dysenterie, de fièvre typhoïde, des personnes éprouver spontanément des évacuations gastriques et intestinales sans suites. Ce sont des personnes que le miasme a atteintes; mais la force de réaction a expulsé le poison, et en conséquence il ne survient pas de maladie : le poison a été vaincu. On n'attaque avec succès le ténia, ver solitaire, avec l'écorce de grenadier que quand ce ver est dans un état de prédisposition, quand il est presque malade.

On peut donc admettre la nécessité d'une prédisposition préalable pour qu'une maladie puisse devenir sérieuse. Une irritation locale, qui disparaît promptement chez un sujet qui possède une bonne constitution, est très-difficile à faire cesser chez un sujet cacochyme.

Cette prédisposition, requise pour qu'une irritation devienne sérieuse, gît nécessairement dans l'état de faiblesse de la vie physiologique, de faiblesse de l'excitation qui ne réagit pas assez énergiquement contre les causes occasionnelles nuisibles, et dans l'insuffisante élaboration des fluides qui sont facilement plus ou moins altérés. Tout irritant peut irriter localement, mais non causer une maladie générale. Une grande force vitale peut aussi être une prédisposition aux maladies par excès de *stimulus*. Une grande force vitale suppose beaucoup de *stimulus* dans le sang. Un exercice violent peut exalter l'action circulatoire; ce sang plein d'énergie, plein de *stimulus*, peut irriter de petits vaisseaux, les déchirer et occasionner une violente fluxion de poitrine ou une fièvre inflammatoire. (*Voyez* HUXAM, Essai sur les fièvres, p. 2-3, etc.) Aussi Hippocrate (Aphorism. 3, sect. 1) nous dit que la santé athlétique est dangereuse.

Aussi Celse (lib. II, cap. 2) nous dit que les personnes de ce tempérament doivent se méfier de leurs richesses. *Suspecta habere sua bona debent.*

On doit diviser les irritations en irritations franches, simples, et en irritations occasionnées par un vice spécifique, en irritations compliquées d'un vice humoral. Sans doute qu'il existe un vice plus ou moins sérieux dans les fluides de tout point irrité; ces fluides, produits par l'irritation, ont perdu leur caractère physiologique; ces fluides ne sont plus propres à lubrifier les parties, ils sont irritants; les fluides accumulés par l'irritation, retenus en stagnation, se détériorent plus ou moins; mais ces fluides ne sont pas altérés par des miasmes, par des virus, ces fluides ne produisent pas des maladies spécifiques, des maladies semblables à celles dont ils proviennent.

On distingue facilement les irritations spécifiques des irritations simples, franches : les irritations simples surviennent promptement sans prélude, les irritations spécifiques sont précédées par un état d'incubation, par un état de malaise, de dégoût, de lassitude; il y a dans ces maladies spécifiques un temps d'infection, un temps d'incubation et un temps d'éclosion; la psore, par exemple, est de cette classe. Les maladies se divisent encore en aiguës et en chroniques, en nouvelles et en anciennes, et cette division est réelle. Je sais que Bichat dit qu'il n'y a rien de plus vague en médecine que ces expressions aiguës et chroniques (Anat. gén. Considér. gén.), parce que les irritations se terminent plus lentement dans certains tissus que dans d'autres; mais Bichat lui-même reconnaît des inflammations aiguës et chroniques. « Il faut, dit-il, distinguer les affections » aiguës des chroniques. Par exemple, dans les inflam- » mations chroniques de la plèvre, du péritoine, etc.,

» la rougeur reste la même après la mort, parce que le
» sang s'est pour ainsi dire combiné avec l'organe; il
» en fait partie, comme il fait partie des muscles dans
» l'état ordinaire. De même, les affections chroniques
» de la peau, des surfaces muqueuses, retiennent à peu
» près, après la mort, le sang qu'elles avaient pendant
» la vie; au lieu que, dans les affections aiguës, le
» sang, retenu momentanément par l'irritation, s'é-
» chappe dès que la vie, à laquelle est liée cette irrita-
» tion, a cessé. » (BICHAT, Anat. gén. Syst. capill. p. 491.)

Je sais que Hahnemann (Médecine homœopathique,
Organ. art. 77) dit : « C'est fort improprement qu'on
» donne l'épithète de chroniques aux maladies dont
» viennent à être atteints les hommes qui sont soumis
» sans relâche à des influences nuisibles, qui font habi-
» tuellement usage d'aliments ou de boissons nuisibles
» à l'économie, qui se livrent à des excès ruineux pour
» la santé, qui manquent à chaque instant des objets
» nécessaires à la vie, etc. Ces maladies, ou plutôt
» ces privations de santé, que l'on s'attire soi-même,
» disparaissent par le seul fait d'un changement de ré-
» gime. » Tout homme qui connaît une maladie chronique sait que le mot chronique, χ$ονος$, durée du
temps, ne peut s'adapter qu'aux maladies aiguës qui ont
vieilli sans éprouver aucune terminaison. Les privations
de santé, dont parle Hahnemann, appartiennent aux
incapacités. Hahnemann ne donne le titre de maladies
chroniques qu'aux maladies qui doivent naissance à un
miasme chronique. (Syphilis, sycose, psore, art. 78.)
« Nous devons encore malheureusement, dit Hahne-
» mann (art. 74), compter au nombre des maladies
» chroniques ces affections si répandues que les allo-
» pathes font naître par l'usage prolongé de médicaments
» héroïques à doses élevées, par l'usage des purgatifs

» prodigués pendant des années entières, des saignées,
» des cautères, etc. » Une longue expérience m'a appris
que les maladies deviennent fréquemment chroniques
chez les sujets atteints de syphilis, de sycose, surtout de
psore, et chez les hommes qui ont pris des médicaments
trop énergiques ou trop débilitants. Ainsi je pense que
Hahnemann n'est pas loin de la vérité. « Il y a dans les
» maladies chroniques, a dit Bordeù, longtemps avant
» Hahnemann, des levains de plusieurs espèces dans
» les liquides, des levains dartreux, bilieux, véroliques,
» galeux.... Voilà, dit-il, les sources trop ordinaires
» des maladies chroniques. » Bordeu et Franck prétendent que, pour faire cesser une maladie chronique, il
faut la faire passer, la faire changer en maladie aiguë,
et ce qu'il y a surtout à faire, c'est de dissiper les vices
des fluides : voilà le point principal. Ceux qui définis-
sent l'inflammation une exaltation de l'action organique,
une exaltation des propriétés vitales dans les points
irrités, deux choses qui ne peuvent jamais exister en
même temps, ne savent pas sans doute ce que c'est
qu'une inflammation aiguë, mais ils savent bien moins
ce que c'est qu'une inflammation chronique. Une inflammation aiguë est le développement récent de l'irritabilité après l'épuisement de la sensibilité physiologique, après l'abolition de l'excitation dans les points
irrités. Il n'y a donc plus d'excitabilité, il n'y a donc
plus d'excitation, il n'y a donc plus d'extensions et de
contractions alternatives, il n'y a donc plus de rhythme
physiologique; il y a des extensions permanentes, des
dilatations permanentes dans les vaisseaux où le sang
s'accumule comme dans une ventouse, où le sang s'altère, où le sang est devenu irritant par l'irritation et où
l'irritation produit des fluides irritants. Sait-on ce qui
occasionne de grandes douleurs ? c'est l'état de violence

dans lequel se trouvent les fibres parvenues à leur dernier degré d'extensibilité, et se trouvant dans un état fixe de contraction, comme on le voit dans le panaris qui affecte la gaîne nerveuse des tendons des doigts.

Quelle est la cause du désordre survenu dans les points irrités ? Il y a longtemps que Brown a dit : *Vita est in stimulo et in solo stimulo*, et, imitant Brown, je dis : *irritatio est in stimulo et in solo stimulo*. Et en effet, l'irritabilité ne se réveille pas elle-même, ne se développe pas elle-même, ne se met pas elle-même en exercice, pas plus elle qu'aucune propriété des êtres; leur état naturel à toutes est l'état de repos. Donc, si l'on peut anéantir la cause occasionnelle, la cause prochaine cessera d'exister, et la cause première rentrera dans sa passivité, dans son état d'inertie.

Nous ne pouvons pas agir sur l'irritation ; on n'agit pas sur un résultat, sur un phénomène ; on ne peut agir sur une propriété qu'en la développant plus qu'elle n'est développée, qu'en augmentant son développement, qu'en épuisant cette propriété, et en épuisant cette propriété, que peut-on obtenir ? Dès que l'irritabilité s'est accumulée par le repos, les stimulants ne sont-ils pas là pour faire souffrir ? Nous ne pouvons donc pas agir sur l'irritation, nous ne voulons donc pas agir sur l'irritabilité, nous réunirons tous nos efforts pour détruire les puissances irritantes : saignées, boissons adoucissantes, cataplasmes adoucissants, etc. etc. etc., et quand la puissance irritante sera sans force, l'irritation cessera, l'excitabilité reparaîtra, l'excitation reparaîtra, et ses réactions, et les réactions des organes voisins viendront déblayer l'obstruction.

Une inflammation chronique est à une inflammation aiguë ce qu'un vieillard est à un jeune homme; le vieillard a été jeune homme, mais il a vieilli. C'est le même homme, mais ses propriétés vitales sont fortement épuisées, ses fluides sont plus mal élaborés, il a perdu ses forces. Dans l'inflammation chronique, l'irritabilité s'épuise, les fluides accumulés perdent de leur énergie, l'irritabilité s'est habituée au contact du sang, ce sang s'est combiné avec l'organe, il en fait partie comme il fait partie des muscles dans l'état ordinaire : voilà l'irritation chronique inflammatoire. Dans l'irritation catarrhale, les fluides accumulés ne se combinent-ils pas aussi avec les organes ? Ajoutez à ce désordre les vices syphilitique, psorique, dartreux, suivant l'opinion de Bordeu, de Hahnemann, et vous verrez pourquoi la médecine empirique ne guérit pas les sujets atteints de maladies chroniques. Suivant l'opinion de Bordeu et de Frank, pour faire cesser la chronicité d'une irritation, il faut rappeler cette irritation à l'état aigu ; ce conseil est bon, mais s'il existe un vice humoral, l'état aigu ne fera pas cesser ce vice humoral. Ici il faut des spécifiques ou la médecine homœopathique sagement administrée. Par ce moyen on peut faire cesser la chronicité et anéantir le vice humoral : voilà ce que l'expérience de plusieurs années me démontre.

Ainsi, dans les irritations chroniques inflammatoires, catarrhales, nerveuses, la médecine homœopathique est, quoique bien défectueuse, bien supérieure à la médecine empirique.

Les maladies adynamiques sont primitives ou consécutives : la prostration des forces peut avoir pour cause primitive un manque des besoins nécessaires pour jouir d'un état de santé : un local mal aéré, un grabat avec du linge sale, une très-mauvaise nourriture. Voyez ce paralytique, étendu, depuis des années, sur un peu de paille dans un véritable cachot infect, privé de linge, privé d'air et mourant de faim ; il est atteint d'une fièvre adynamique primitive; ses fluides, privés d'une excitation suffisante, se sont détériorés, sont devenus des irritants d'autant plus puissants que sa sensibilité est très-abondante, vu le manque d'excitants convenables; car, moins la stimulation est énergique dans un sujet, plus sa sensibilité et son irritabilité sont abondantes.

La prostration des forces peut provenir de l'excès de *stimulus* d'un miasme, d'un virus qui a épuisé rapidement et la sensibilité et l'irritabilité; voyez l'esquinancie gangréneuse. Dans le cas d'adynamie primitive, comme dans celui d'adynamie consécutive, la médecine homœopathique est d'une grande ressource, ses moyens sont sans danger; mais sa posologie est à faire. Quant aux maladies spécifiques en général, puisque nous manquons de spécifiques, la médecine homœopathique, la médecine perturbatrice est encore notre unique ressource. Nous manquons de remèdes spécifiques, dit Sydenham, et ce grand praticien déclare que, pendant sa longue carrière médicale, il n'a découvert aucun remède spécifique.

On sait qu'on divise les maladies en idiopathiques, en sympathiques et en symptômatiques. Les maladies sont idiopathiques quand les symptômes se manifestent dans le lieu même où la cause occasionnelle a agi, par exemple une épine implantée dans un doigt et qui occasionne un panaris. Elles sont sympathiques quand, par sympathie, une maladie affecte une partie plus ou moins éloignée de l'endroit où sévit la cause occasionnelle, par exemple un phlegmon à l'aisselle, suite du panaris. Elles sont symptômatiques lorsqu'elles dépendent d'une autre maladie, sans qu'il existe de sympathie entre les parties, par exemple une ophtalmie syphilitique.

La sympathie pathologique est bien différente de la

sympathie physiologique. La symphathie physiologique est amie, libérale; elle distribue des ressources aux organes sympathiques; l'utérus enrichit les seins et les seins enrichissent l'utérus; mais la sympathie pathologique est ennemie, rapineuse; l'utérus irrité irrite les seins ou leur enlève leurs fluides nourriciers, *et vice versâ*; bref, l'irritation est un gouffre qui attire tout; elle agit, dit Bichat, comme un aimant.

Toutes les infirmités humaines qui méritent le titre de maladies positives sont des développements de l'irritabilité. *Morborum unus est modus... ob quandam irritationem*, HIPPOCR. Les autres infirmités sont des incapacités. En effet, un sujet n'est malade que parce que ses propriétés vitales pathologiques sont développées, ou parce que le développement de ses propriétés vitales physiologiques est insuffisant, soit parce que les puissances stimulantes qui agissent sur ce sujet sont insuffisantes, ce qui occasionne la débilité par manque de *stimulus*, la débilité directe, soit parce que ce sujet fait un usage continuel de puissances stimulantes trop énergiques, ce qui constitue la débilité par excès de *stimulus*, la débilité indirecte.

Dans le premier cas, la sensibilité est abondante, parce qu'elle n'est pas suffisamment développée, et par ce même motif, l'excitation, la vie physiologique est faible; dans le second cas, la sensibilité est fortement épuisée, et par conséquent peu susceptible à l'action des stimulants qui la développent peu, d'où résulte encore faiblesse de l'excitation, faiblesse de la vie physiologique. Quand cet état de faiblesse va jusqu'à l'incapacité dans un organe, cet organe ne peut pas exercer la fonction qui lui incombe. Si cette incapacité survient dans l'estomac, il y a indigestion, les aliments non digérés restent en stagnation et fermentent comme dans tout lieu un peu chaud. Heureux le sujet quand la réaction du diaphragme et des muscles abdominaux réussit à expulser cette masse qui ne peut que nuire. Quand cette incapacité survient dans les intestins, il y a dévoiement, flux cœliaque, lienterie ou constipation, suivant le plus ou le moins de réaction des organes voisins. La masse qui n'est pas digérée, les gaz qui surviennent peuvent produire des extensions trop fortes, des spasmes douloureux qu'il est facile de ne pas confondre avec les spasmes causés par des puissances stimulantes irritantes. Quand ces spasmes sont les résultats d'extensions causées physiquement, en appliquant méthodiquement la main sur ces points douloureux vous calmez la douleur, parce que vous calmez, vous diminuez la distension, vous rapprochez des molécules trop écartées; tandis que, si les spasmes sont les résultats de l'irritation, le moindre contact est dolorifère.

Il existe des degrés dans l'irritation comme dans l'excitation, il existe des degrés dans la vie pathologique comme dans la vie physiologique : la vie pathologique peut être forte, faible, trop faible, comme la vie physiologique.

Il faut un certain degré d'énergie dans l'irritation pour qu'elle puisse se terminer par résolution et même par une bonne suppuration, et voici pourquoi : quand une puissance irritante produit sur une partie de l'organisme une action trop énergique, une action qui épuise dans cette partie l'excitabilité et développe l'irritabilité, cette même puissance n'est pas trop forte pour les parties voisines dont elle augmente l'excitation en augmentant le développement de l'excitabilité. On sait qu'il est de la nature de l'excitation de veiller au salut de l'organisme; l'excitation, augmentée dans les parties voisines de l'irritation, tend donc à débarrasser la partie irritée des fluides qui l'encombrent, tend donc à faire cesser le désordre qui règne dans cette partie et réussit quand un traitement convenable vient à son aide, en diminuant l'énergie de l'irritant, en donnant plus de force à l'excitation ; tandis que, quand l'irritation est faible, parce que l'irritant est faible, l'excitation est faible dans les parties voisines, il n'y a pas de réaction ou elle est insuffisante, et le désordre persiste.

Les maladies ont une marche continue, ou rémittente, ou intermittente, ou périodique. Une maladie est continue quand la cause morbifique agit continuellement, nuit et jour ; elle est rémittente quand la cause morbifique cesse quelques moments d'agir ; elle est intermittente quand la cause morbifique laisse au malade des demi-journées ou même des journées de repos ; elle est périodique quand la cause morbifique reste des semaines, des mois sans agir. Voici la preuve de la vérité de ma doctrine : le développement de l'irritabilité par une puissance irritante est la cause prochaine unique des symptômes de l'irritation. Ce développement a ses deux facteurs indispensables, l'irritabilité et la puissance irritante ; sans irritabilité la puissance irritante n'est rien, et sans puissance irritante l'irritabilité est une inertie. Donc, si l'un des deux facteurs manque, la cause prochaine manque, et ce n'est que quand la cause prochaine manque que l'effet manque, *positâ causâ proximâ ponitur effectus, sublatâ causâ proximâ tollitur effectus.*

L'expérience nous apprend que les préparations de quinquina obtiennent de bons résultats dans le traitement des maladies intermittentes ou périodiques, fièvres ou névralgies, quand elles sont données dans l'intervalle de repos.

Les maladies sont sporadiques, affectant accidentellement quelques personnes, ou pandémiques, épidé-

miques quand elles affectent un grand nombre de personnes et qu'elles dépendent de quelques vices passagers
de l'air. Le célèbre praticien Sydenham et l'expérience
nous apprennent que ces constitutions épidémiques sont
souvent bien différentes les unes des autres. Deux maladies, auxquelles on donne le même nom, ont souvent
un caractère bien différent dans deux épidémies différentes et demandent un traitement bien différent. Quelle
différence il existe entre la dysenterie putride et l'inflammatoire !

TERMINAISONS DES IRRITATIONS.

Une irritation peut se terminer, 1° par délitescence,
2° par résolution, 3° par suppuration, 4° par induration,
5° par gangrène, 6° elle peut devenir chronique.

1° LA DÉLITESCENCE. La délitescence, *delitescentia*, du
verbe latin *delitescere*, se cacher, se dit d'une irritation
qui a disparu de son siége sans que le malade soit rétabli. Ce phénomène arrive parce qu'il existe dans un
autre point irrité un irritant plus fort que dans le premier, que cet irritant a fait l'office de révulsif, a attiré
dans son domaine les irritants du point primitivement
irrité, et a par conséquent fait cesser l'irritation; car il
ne peut exister d'irritation sans irritant. La première
irritation ne s'est pas cachée ailleurs, elle a cessé d'exister : l'irritation est le développement d'une quantité plus
ou moins considérable d'irritabilité produit par une
quantité plus ou moins considérable d'irritant. Quand
deux points se trouvent à subir en même temps l'ai-
guillon de deux irritants ou d'un irritant pareil, mais
agissant sur deux points différents, le point le plus
irrité, où le spasme est plus énergique, attire dans son
domaine plus de fluides, plus d'irritabilité, et appauvrit

le point primitivement irrité qui cesse d'être irrité,
*duabus irritationibus simul orientibus vehementior obs-
curat alteram.* Quand l'organe abandonné par l'irritation
est moins important que celui sur lequel sévit l'irritation, c'est un accident, c'est une métastase qu'il faut
essayer de faire cesser au moyen d'un révulsif appliqué
sur le siége de la première irritation. Quand l'organe
abandonné est plus important, c'est une métaptose,
c'est un bien.

2° LA RÉSOLUTION. La résolution, *resolutio,* du verbe
latin *resolvere,* résoudre, dissiper, est la diminution
progressive de l'irritation obtenue par la diminution de
l'énergie de l'irritant au moyen de l'usage des anti-
irritants, au moyen des évacuations sanguines, au moyen
des révulsions, quand l'irritation n'est pas compliquée
d'un vice humoral. On sait que la première condition
d'un médicament est de ne pas agir sur l'irritabilité,
car on ne peut agir sur l'irritabilité qu'en augmentant
l'irritation; on sait qu'on ne saurait agir sur l'irritation
qui n'est qu'un phénomène; nous ne devons donc agir
que sur la cause occasionnelle du mal, à moins que nous
ne voulions pallier le mal en épuisant l'irritabilité à l'aide
de l'opium. *Principium morbi, ait Hippocrates, curare
oportet. Morbos à principio curare oportet, et si quidem
à fluxionibus fiunt, primum fluxiones sedare, si vero ab
aliâ causâ, principium morbi sedare ac curare oportet.*
(Lib. de locis in homine.) Pour faire cesser les maladies, dit Hippocrate, il faut neutraliser leur causes; si
ces maladies viennent de substances qui ont flué dans
notre être, il faut neutraliser ces substances morbifiques; si ces irritations sont franches, sont sans vice
humoral, il faut seulement faire cesser l'énergie irritante de la cause occasionnelle, qui est la cause prin-
cipale, le principe du mal; car, pendant que cette cause

persistera, l'effet, la maladie persistera. Il faut manquer d'intelligence pour penser neutraliser un spécifique, un vice humoral par des anti-irritants simples, par l'eau chaude.

3º LA SUPPURATION. La suppuration, *suppuratio*, du verbe latin *suppurare*, suppurer, rendre du pus, de la sérosité, est la conversion d'une irritation en abcès, et, dans ce cas, le pus est de bonne ou de mauvaise qualité. Dans le premier cas, le pus est blanc, épais, n'a pas d'odeur; dans le second, c'est une sérosité impure, grisâtre, liquide, de mauvaise odeur. Une irritation franche, énergique, produit le premier; le second est le résultat d'une irritation impure, d'une irritation adynamique. On sait que tous les fluides animaux tendent naturellement à la putréfaction, et que, à mesure que la force vitale diminue, cette tendance peut se manifester. « Tous les fluides animaux, dit Bichat, ten-
» dent naturellement à la putréfaction qui y arrive inévi-
» tablement quand la vie abandonne les solides où ils
» circulent. A mesure que les forces diminuent dans les
» solides, cette tendance peut donc se manifester. »
(BICHAT, Anat. gén. Syst. capill. p. 501.) Dès que l'excitation, la vie physiologique, est absente d'une partie, que l'irritation y règne, les fluides perdent leur caractère physiologique, leur caractère bénin, fermentent plus ou moins dans leur stagnation, puis l'irritation produit des fluides âcres, irritants; mais l'irritation elle-même faiblit, elle ne gouverne que faiblement ces fluides qui passent à la fermentation putride.

Soutenir les forces vitales de l'organisme dans le cas de pus louable, relever les forces vitales dans le cas de pus de mauvaise qualité, neutraliser le spécifique morbifique, s'il est possible, telles sont les indications curatives.

Quand l'irritation a lieu dans les tissus cellulaires et parenchymateux, comme dans le phlegmon du poumon, du foie, des reins, il est bien difficile d'éviter la suppuration.

4° L'INDURATION. L'induration, *induratio*, du verbe latin *indurare*, endurcir, est cet état d'endurcissement plus ou moins douloureux, quelquefois indolent, qui succède à l'irritation dans laquelle la fermentation a été incomplète et où les fluides se concentrent dans les aréoles du tissu cellulaire. Cette terminaison est fréquente dans les irritations des glandes, dans les adénites, adénosies; dans ce cas, il faut premièrement ramollir les parties dures par des cataplasmes légèrement toniques, par des cataplasmes de son et d'eau de menthe, de mélisse, en augmentant progressivement l'énergie de ces cataplasmes et en augmentant l'énergie de l'individu.

5° LA GANGRÈNE. La gangrène, γαγγραινα, du verbe grec γραινω, je ronge, est définie l'extinction des propriétés vitales; mais cette définition ne vaut rien : l'extinction des propriétés vitales dans une partie est la mort d'une partie; mais la gangrène est pire que la mort. Il serait plus facile, dit Mahon, de rendre la vie à un membre mort que s'il était gangréné. La gangrène est une altération due à un vice humoral et ne peut être arrêtée que par la destruction de ce vice humoral. « Je crois, dit Mahon (art. gangrène, encyclopédie), » qu'il y a dans la gangrène une désorganisation intime » dont le mode n'est pas encore connu, mais que l'on » ne saurait révoquer en doute. » Oui, il y a, à n'en pas douter, dans la gangrène une désorganisation dont le mode n'est pas encore connu, parce que l'on ne connaît pas la nature de sa cause morbifique, et par conséquent on ne connaît pas son *modus agendi;* on sait seulement que cette cause morbifique est un fer-

ment irritant qui développe la fermentescibilité humorale,
et épuise plus ou moins l'irritabilité, ou que c'est un
liquide mal élaboré, presque abandonné par l'excitation
ou l'irritation, et qui passe à une fermentation putride
qui est un irritant et un infectant. On divise la gangrène
en gangrène par excès d'action, c'est-à-dire par excès
d'irritation, et en gangrène par défaut d'action, c'est-à-
dire par défaut de force vitale; mais il n'existe pas de
gangrène sans vice humoral; l'excès ou le défaut d'action seul ne suffit pas. Van-Swieten loue beaucoup
l'usage du quinquina comme préservatif de la gangrène,
et cet éloge est mérité, surtout comme préservatif de
la gangrène par défaut d'action, dans les irritations
adynamiques.

6° La chronicité. La chronicité χρόνος, la durée
du temps, la vieillesse, est cet accident qui survient
dans les maladies qui n'ont éprouvé aucune des terminaisons désignées plus haut. Beaucoup d'auteurs donnent
le titre de chroniques aux maladies qui ont une marche
lente, passive; mais, comme dit Bichat (Anat. patholog.),
la chronicité est plutôt un accident d'une maladie qu'une
marche. Une maladie peut débuter par une marche
énergique, et avec un mauvais traitement, un traitement trop débilitant ou trop excitant, irritant, se terminer par la chronicité.

Comment, pourquoi une maladie devient-elle chronique ? Comment, pourquoi un jeune homme devient-il
vieux ? un jeune homme devient vieux parce que ses
propriétés vitales sont épuisées plus ou moins rapidement par l'action des puissances stimulantes qui les
développent, parce que ces propriétés vitales s'épuisent
par leur exercice, et puis parce que ces propriétés vitales, habituées par un long usage des stimulants, deviennent peu susceptibles à l'action de ces stimulants;

ces jeunes gens deviennent donc vieux, parce qu'ils manquent d'une quantité suffisante de propriétés vitales et d'une quantité suffisante d'énergie vitale. Ainsi, quand on met en usage un traitement trop débilitant, qu'on le fait durer trop longtemps, le développement de l'irritabilité est trop faible pour qu'il puisse s'y faire un travail quelconque; quand le stimulant irritant est violent, il épuise rapidement l'irritabilité et le travail est encore insuffisant; enfin l'irritabilité s'habitue aux stimulants, comme Mithrydate, roi de Pont, s'était habitué aux poisons, et l'irritation devient encore insuffisante. Voici les différences qui existent entre l'irritation aiguë et l'irritation chronique : dans l'irritation aiguë, l'irritabilité est encore abondante, est fort susceptible à l'action de la cause morbifique qui n'a été que stimulante, excitante, pour des parties voisines des points irrités, dans lesquelles parties elle a augmenté l'excitation, la réaction : excitation, réaction qui occasionne un travail favorable sur les points irrités où il n'y a pas de réaction, parce qu'il n'y a pas de contraction. Dans l'irritation chronique, l'irritabilité est plus ou moins épuisée; elle devient d'autant peu susceptible à l'action des irritants qu'elle est habituée à cette action; les parties voisines sont dans un état de langueur, sans réaction suffisante, et s'il n'existe pas un vice humoral capable de décider la gangrène, la maladie reste vieillir. Bordeu et, après lui, Franck professent que, pour faire cesser une maladie chronique, il faut la faire passer à l'état aigu, il faut la réveiller; Bordeu et, après lui, Hahnemann, l'auteur de la médecine homœopathique, pensent que les vices syphilitique, dartreux, psorique occasionnent souvent l'état chronique.

THÉRAPEUTIQUE.

Morbos à principio curare oportet, et si quidem à fluxionibus fiunt, primum fluxiones sedare, si vero ab aliâ causâ, principium morbi sedare ac curare (HIPPOCR. Lib. de locis in homine).

La thérapeutique est cette partie de la médecine qui a pour objet le traitement des maladies.

Il y a deux sortes de maladies, c'est-à-dire que l'homme peut perdre son état de santé de deux manières différentes : soit parce que sa vie physiologique n'a pas assez d'énergie pour exercer, d'une manière convenable, les fonctions qui lui incombent, soit parce que son irritabilité a été développée dans quelques points de l'organisme par un irritant quelconque.

La première incommodité peut survenir de deux manières : soit parce que l'organisme manque de puissances stimulantes suffisantes pour entretenir une excitation suffisante, des fonctions physiologiques suffisantes, soit parce que l'homme a abusé des moyens trop stimulants qui ont épuisé ses propriétés vitales physiologiques qui n'ont plus assez de susceptibilité pour être convenablement développées par les stimulants ordinaires ; et alors il y a encore excitation insuffisante, fonctions physiologiques insuffisantes ; alors règnent, non pas des maladies, mais des privations de santé, des incapacités ; alors se développent des propriétés physiques.

La seconde incommodité, qui mérite seule le titre de maladie, de maladie positive, est le développement de l'irritabilité par une puissance irritante. Ce développement peut être occasionné par un irritant simple, ou par un irritant contagieux, miasmatique ou virulent. C'est ce que nous dit Hippocrate par ces termes : *Morbi fiunt vel à fluxionibus, vel ab aliâ causâ.* Dans un cas, il y a seulement développement de l'irritabilité par une puissance irritante; dans l'autre, il y a et développement de l'irritabilité et altération humorale, la maladie est compliquée.

Nos fluides ne conservent leur état physiologique que sous la protection de l'excitation. Quand l'excitation a été vaincue par l'irritation, sans doute que nos fluides, qui restent en stagnation dans les points irrités, et ceux qui sont produits par l'irritation ne sont pas des fluides physiologiques; mais ce ne sont pas des fluides empoisonnés, comme ceux qui ont été empoisonnés par des miasmes ou des virus, *pejor enim est ea transmutatio, ait Galienus*.

Quand il s'agit de traiter un malade, de lui donner des soins, il faut donc savoir si son état est une incapacité ou une maladie positive. Si c'est une incapacité, il faut en connaître la cause, c'est-à-dire si c'est le résultat d'un défaut ou d'un excès de stimulation, et la position sociale du sujet suffit souvent pour nous éclairer. Il existe une chose : les incapacités peuvent déterminer des irritations; des gaz dans un estomac, dans des intestins débiles, etc. peuvent, par leur masse, occasionner des dilatations excessives dans les tissus de ces organes et occasionner le développement de l'irritabilité, le réveil de cette sentinelle assoupie, placée pour avertir l'homme, par un sentiment douloureux, du péril qui le menace. Comment distinguer les douleurs que le malade éprouve dans ses viscères trop débiles des douleurs, résultats d'une irritation positive ? c'est ce qu'il est si facile de distinguer qu'il est presque inutile de le dire : quand les douleurs sont dues à des incapacités, il suffit de presser légèrement et méthodiquement ces parties, de diminuer les dilatations physiques, pour faire cesser ces douleurs; quand elles sont dues à des irritations positives, le moindre contact exaspère les douleurs.

Quand les incapacités sont le résultat d'un défaut de stimulation dû à une alimentation insuffisante dans sa qualité et sa quantité, l'excitabilité, très-peu développée, très-peu consumée, est en abondance, est très-susceptible aux impressions; dans ce cas, une alimentation convenable, dont on augmente graduellement l'énergie, est le traitement convenable. Quand les incapacités sont le résultat d'une vie passée dans les excès de tout genre, l'excitabilité est fortement épuisée, fortement consumée, est peu susceptible à l'action des stimulants ordinaires; dans ce cas, les moyens convenables dans le cas précédent seraient insuffisants, n'auraient pas de prise sur l'excitabilité; ici il faut réveiller cette propriété par une alimentation stimulante, par des boissons toniques et propres à réveiller l'excitabilité; ici il faut des stimulants semblables à ceux qui ont causé l'incapacité, mais en petite quantité; ici il faut employer le *similia similibus*, et tout homme qui a un peu d'expérience sait que rien ne répare mieux les ruines produites par le vin que de légères doses de bon vin, et il en est ainsi de tous les stimulants qui ont produit des ruines. Il faut premièrement réveiller l'excitabilité, et alors on diminue graduellement les degrés d'énergie de l'alimentation; mais cette méthode, la seule convenable, est difficile à pratiquer, *medicina parva occasio est*.

Arrivons aux maladies positives, aux irritations. L'irritation est aiguë ou chronique, elle est simple ou compliquée d'un vice humoral. Nous savons que l'irritation est le développement de l'irritabilité produit par un *stimulus* trop fort pour la sensibilité physiologique, et qui a épuisé cette propriété dans les points irrités. Ainsi plus de sensibilité physiologique dans les points irrités, et en conséquence plus de vie physiologique, plus de rhythme de fonctions physiologiques dans ces points. Il y a irritation, il y a afflux d'irritabilité, afflux de fluides, stagnation de ces fluides, perversion de ces fluides, formation de fluides irritants; il y a des extensions permanentes qui nécessairement s'opposent au développement de la contractilité; ainsi il n'y a pas de réactions, à moins qu'elles n'arrivent des organes voisins non irrités, comme cela se fait dans le vomissement dû aux réactions de la membrane musculaire de l'estomac, quand elle n'est pas irritée, aux réactions du diaphragme et des muscles abdominaux; bref, il ne peut exister de réaction provenant d'un point irrité. Il y a beaucoup de réaction vers l'irritation, mais l'extension permanente ne permet pas qu'il y en ait dans l'irritation.

Voilà bien des désordres dans l'irritation, dans cette prétendue exaltation des propriétés vitales. Quelle est la cause de ces désordres? c'est un irritant, un stimulant trop fort. Si l'on pouvait enlever ou épuiser cet irritant, ces désordres cesseraient-ils? ils cesseraient de continuer à se reproduire; mais certains désordres, comme des fibres déchirées, des fluides en stagnation dans des tissus déchirés, la perversion de ces fluides ne cesseraient pas d'exister; car ce n'est qu'ainsi qu'on doit entendre l'axiome *sublatâ causâ tollitur effectus;* mais ce serait faire beaucoup en faisant cesser ces désordres (1).

La première chose que le médecin doit faire quand il arrive près d'un sujet atteint d'une irritation, c'est donc de penser à chasser la cause occasionnelle de cette irritation ou les causes occasionnelles qui ont succédé à

(1) Quand il y a eu tapage dans un cabaret, on a beau mettre à la porte les tapageurs, les verres et les bouteilles brisés ne restent pas moins brisés; mais les tapageurs sont partis, le calme est rétabli, on ne brise plus ni verres ni bouteilles.

cette cause occasionnelle. C'est ce que nous dit Hippocrate : *Morbos à principio curare oportet..*

Peut-on obtenir quelque chose en agissant sur l'irritabilité, la cause première de l'irritation ? On ne peut agir sur l'irritabilité qu'en augmentant son développement, qu'en augmentant l'irritation. On peut épuiser l'irritabilité à force de la développer, et l'irritabilité étant fortement épuisée, l'irritation tombe nécessairement ; car il ne saurait exister d'irritation sans irritabilité, car l'irritation actuelle n'est que le développement actuel de l'irritabilité. Quand la douleur cesse à la suite de l'opium, c'est parce que l'effet consécutif de l'opium a été l'épuisement de la propriété sur laquelle il a agi. Dans les forts médicaments, on rencontre un effet primitif et un effet consécutif. L'effet primitif est un fort développement de la propriété, un résultat très-prononcé ; mais ce fort développement est synonyme de fort épuisement qui arrive secondairement, et alors nécessairement il manque de résultat, parce qu'il n'y a plus assez de cause première ; car il faut bien se persuader que chaque résultat actuel suppose action actuelle d'une cause occasionnelle sur une cause première ; que l'une ou l'autre manque, que l'une ou l'autre ne soit pas présente, et il n'y a plus de résultat.

Peut-on agir sur l'irritation ? L'irritation est un résultat, et on ne saurait agir que sur l'irritabilité, on ne saurait agir que sur des propriétés. Quand on diminue la force d'une cause occasionnelle, d'un irritant, par exemple, cette cause occasionnelle n'agit plus avec autant de force sur l'irritabilité ; alors le développement de l'irritabilité, alors l'intensité de l'irritation diminue ; mais on n'a pas obtenu ce résultat en agissant sur l'irritation (1).

______

(1) Quand deux hommes vigoureux, agissant sur un tissu, obtiennent une forte extension, vous ne pouvez obtenir une extension plus forte qu'en faisant agir plus fortement, et une extension plus faible qu'en agissant plus faiblement sur l'extensibilité.

Thérapeutique des irritations simples aiguës. Les irritations simples aiguës sont des développements récents de l'irritabilité dans quelque point de l'organisme; elles sont aux irritations chroniques ce que les jeunes gens sont aux vieillards.

On sait que l'irritation a des degrés comme l'excitation; il y a des irritations faibles, des irritations fortes.

La plus forte irritation possible est le développement de l'irritabilité d'un homme fort par une puissance irritante modérée; si le sujet est un homme débile, plein d'excitabilité et d'irritabilité, une puissance stimulante, même modérée, épuisera rapidement son excitabilité et son irritabilité; car plus les propriétés sont en abondance, moins elles comportent de causes occasionnelles. Quoique le sujet soit un homme fort, si la puissance irritante est trop énergique, elle épuisera rapidement une grande quantité d'irritabilité, et l'irritation n'aura été violente qu'un moment et sera rapidement adynamique; car on ne saurait posséder une forte irritation avec une irritabilité fortement épuisée.

Brown dit, au n° 23 de ses Éléments de médecine : « L'incitation trop forte produit les maladies hypersthé- » niques, les maladies qui résultent d'un excès de *sti-* » *mulus*. » Brown professe ici une grande erreur, et il va bientôt démontrer lui-même cette grande erreur qui renverse tout son système. En effet, une incitation ne peut pas être trop forte par excès de *stimulus;* car un excès de *stimulus* épuise excessivement l'incitabilité, et une incitation ne peut pas être trop forte quand l'incitabilité est trop épuisée; c'est aussi ce que démontre Brown. Voici ce qu'il professe au n° 25 : « L'incitation » étant le résultat du *stimulus* des puissances incitantes » sur l'incitabilité, et n'ayant pas lieu sans incitabilité, » le *stimulus* et l'incitabilité se trouvent dans la propor-

» tion suivante : un *stimulus* moyen, appliqué à une
» incitabilité médiocre ou demi-consumée, produit la
» plus grande incitation possible. Celle-ci devient à
» mesure d'autant moindre que le *stimulus* est trop fort
» ou l'incitabilité trop accumulée. » On ne peut pas
mieux réfuter ses propres principes. Brown a toujours
confondu l'irritabilité avec l'incitabilité, et en conséquence l'irritation avec l'incitation. Voici ce que Brown
dit de l'irritation, n° 757 : « L'irritation est cet état dans
» lequel souvent tout l'organisme est affaibli sans l'in-
» tervention du plus léger *stimulus*. » Une irritation
sans l'intervention du plus léger *stimulus !* Voici ce que
Brown dit en note : « Quand le corps est affaibli, les
» incitants ordinaires qui, dans l'état de santé, le forti-
» fient, produisent des mouvements irréguliers qu'on
» attribue à l'irritation. Ce n'est pas que ces stimulants
» soient violents, c'est que l'excès ou le défaut d'inci-
» tabilité ne comporte pas ces *stimulus*. » Non, l'incitabilité ne comporte pas ces *stimulus* relativement ex-
cessifs ; mais quand l'incitabilité ne comporte pas, que
devient-elle ? N'est-elle pas éclipsée par le développement de l'irritabilité ?

Nous savons que, plus une partie est irritée, plus est
considérable la quantité d'irritabilité en exercice ; car
l'irritation n'est rien autre chose que l'exercice de l'irritabilité, le *posse* changé en *esse*. Plus une irritation est
intense, plus est intense la douleur que l'on éprouve
dans cette partie irritée, plus il faut éviter d'agir sur
l'irritabilité, plus le désordre est considérable dans les
points irrités ; plus il y a afflux d'irritabilité, plus la
susceptibilité est grande, plus l'accumulation des fluides
est considérable, et quand ces fluides sont sanguins,
la partie irritée ne supporte plus leur *stimulus* qui est
devenu irritant, vu le développement de l'irritabilité ;

combien, dans ce cas, une saignée locale est utile,
quand on peut agir sur ce sang accumulé, en diminuer
la quantité, la masse irritante ! Quant aux saignées gé-
nérales, voici ce que dit Bichat : « Dans une foule
» d'engorgements locaux, ne croyez pas diminuer la
» quantité de sang dans une partie du système capil-
» laire, irritée, en diminuant la masse de ce fluide dans
» les gros troncs ; il y aurait un quart de moins de sang
» qu'il n'y en a alors dans l'économie, que, si une
» partie est irritée, il en affluera autant à cette partie. »
(Syst. capill. p. 517.) Cependant une saignée générale
peut être utile chez les fortes constitutions ; elle diminue
le *stimulus* irritant du sang, elle diminue l'irritation,
elle diminue la force de la puissance attractive, l'afflux
est moindre.

On donnera donc au malade des boissons propres à
diminuer la violence des causes irritantes, par exemple,
de l'eau de gomme arabique, de guimauve, etc., et,
pour que ces boissons se mélangent plus facilement avec
nos humeurs irritées, on y ajoutera du sucre, substance
savonneuse. On fera de même avec la mélasse pour les
lavements, les injections, les fomentations, les cataplasmes.

Mais il ne faut pas oublier l'accumulation et la stagnation des fluides, et si cette accumulation a lieu dans
l'estomac, les intestins, il faut recourir aux moyens
propres à les en retirer ; car ces fluides contiennent plus
ou moins de substances irritantes, ces fluides sont plus
ou moins détériorés, et leur masse seule est un irritant.
Cependant il est bon de faire tomber l'irritation par les
boissons adoucissantes, par le moyen des cataplasmes
anti-irritants ; car, si l'irritation est violente, les éva-
cuants ne réussissent pas à vaincre le spasme et ne produisent pas l'effet que l'on désire, *de contentâ parte,*

dit Hippocrate, *nihil detrahunt;* aussi ce patriarche recommande, dans ces cas, de diminuer l'intensité de l'irritation, *quum quis corpora purgare voluerit, meabilia fluida facere debet,* et surtout il faut bien se garder d'administrer des purgatifs irritants, il ne faut pas aggraver l'irritation, et il faut se bien persuader que les purgatifs n'agissent pas en irritant, n'agissent pas en produisant un état de spasme qui s'opposerait aux évacuations; aussi Hippocrate nous dit : *de contentâ parte,* mots très-significatifs qui peignent une partie crispée par l'irration, *de contentâ parte nihil detrahunt,* les purgatifs ne doivent agir qu'en animant les parties non irritées qui réagissent pour expulser des substances qui ne peuvent pas servir à la nutrition; car on sait que l'excitation, qui veille au salut de l'organisme, se met en colère pour chasser ce qui ne lui convient pas : ce n'est que quand cette faculté est vaincue par l'irritant que son pouvoir cesse.

Arrivons à la révulsion, à ce moyen propre à voler à un organe irrité, à lui ravir, à lui arracher, *revulsio, revellere,* et sa cause première et ses causes occasionnelles. Il y a longtemps que l'on parle de la métastase, qui signifie transport d'une maladie d'un endroit dans un autre, du verbe grec μετατίθημι, transporter. Comparons ensemble ces deux termes, révulsion et métastase. L'un veut dire arracher, l'autre veut dire transporter. On doit savoir que l'état de spasme d'une partie irritée, la force attractive qui règne dans cette partie, est propre à y attirer l'irritabilité et les fluides des organes voisins, même contrairement à l'ordre de circulation de ces fluides. Une partie irritée attire dans son domaine, mais ne transporte rien ailleurs : c'est un avare, un égoïste, c'est un voleur; le terme révulsion lui convient donc, celui de métastase ne lui convient pas. Il y a longtemps que Hipprocrate nous a dit : *duobus doloribus simul orientibus, vehementior obscurat alterum,* et comme *dolor* suppose *irritatio,* on peut dire : quand deux irritations existent en même temps, la plus forte éclipse la plus faible. Mais pourquoi la plus forte éclipse-t-elle la plus faible ? parce que de deux points attractifs, le plus fort éclipse le plus faible. Or, deux points irrités sont deux points attractifs. Le plus fort éclipsera donc le plus faible, c'est-à-dire que, quand il n'existe qu'un point irrité, il n'existe qu'un spasme qui attire à lui et l'irritabilité et les fluides des autres organes et surtout des organes sympathiques; car la sympathie pathologique est l'opposé de la sympathie physiologique; l'une vole, tandis que l'autre enrichit; l'une enlève aux organes sympathiques et leurs propriétés et leurs fluides nourriciers, l'autre distribue aux organes sympathiques une partie de son énergie, en leur distribuant une partie de ses fluides nourriciers. Voyez l'effet de l'excitation des seins sur l'utérus, voyez l'effet de l'irritation des seins sur ce même organe; mais, quand il existe deux points irrités, il y en a un plus fortement irrité, et celui-là devient un centre d'attraction, parce que le spasme est plus fort; que l'état de crispation étant plus fort affaiblit l'état de crispation de l'autre point irrité, détruit cette crispation, et alors rien ne retient plus l'accumulation de l'irritabilité, rien ne retient plus l'accumulation des fluides que la crispation du point plus irrité attire dans son domaine. On ne connaît pas assez la nature des propriétés des êtres organisés pour expliquer le *modus agendi* de la révulsion; mais cette légère explication doit suffire. Ainsi, quand un organe interne important est désorganisé par une forte irritation, après avoir combattu par des anti-irritants convenables la violence du *stimulus* irritant pour diminuer l'intensité de

l'irritation morbide, on choisit un lieu de la périphérie
du corps pour y établir une révulsion artificielle. Il
faut trois conditions pour qu'une révulsion artificielle
soit victorieuse : 1º il faut que le révulsif soit appliqué
sur un point qui ait le plus de sympathie avec l'organe
irrité, et c'est le sentiment douloureux qui nous fait
connaître ce point externe; 2º il faut que l'on détermine
une irritation supérieure; il faut quelquefois que le vésicatoire soit très-énergique, et dès que l'on s'aperçoit
de son insuffisance, il faut recourir à un plus énergique.
Il y a 50 ans, quand le vésicatoire était l'extrême-onc-
tion médicinale, quand le vésicatoire irritait, on criait
victoire; quand il ne prenait pas, quand il ne réussissait
pas à obtenir un état d'irritation, on s'avouait vaincu.
Or, plus l'irritation morbide est intense, plus il est difficile d'obtenir une irritation externe; souvent, quand le
vésicatoire ne devient pas vésicant, c'est parce qu'il
n'est pas assez énergique; souvent aussi son insuffisance
provient du trop d'épuisement de la sensibilité. 3º L'irritation morbide étant permanente, il faut que le révulsif
artificiel soit permanent, il ne faut pas le déplacer tandis
que l'irritation morbide existe.

Les purgatifs et les révulsifs, telles sont les armes
avec lesquelles les charlatans, sans savoir ce qu'ils font,
remportent de brillantes victoires.

On sait qu'il existe des irritations entées sur la faiblesse vitale, comme il en existe entées sur la force
vitale. Il n'est pas besoin d'être médecin pour savoir
que, dans le premier cas, il faut employer de bons
bouillons, de bons restaurants pour relever la force
vitale, afin qu'il survienne une bonne réaction, sans
laquelle il ne peut exister de guérison. Dans tous les
cas, il faut éviter les irritants; mais si, dans le second
cas, on peut insister sur les anti-irritants sans s'occuper

des restaurants, dans le premier cas une pareille con-
duite serait un assassinat, *medicina parva occasio est.*

Thérapeutique des irritations chroniques. Les irritations chroniques sont des irritations qui ont vieilli;
elles sont aux irritations aiguës ce que les vieillards sont
aux jeunes gens. De même que les propriétés vitales
sont épuisées, consumées dans la vieillesse, elles sont
abondantes dans la jeunesse; de même l'irritabilité est
épuisée, consumée dans l'irritation chronique, tandis
qu'elle est abondante dans l'irritation aiguë.

Dans l'irritation chronique, il y a donc épuisement
de l'irritabilité. Voilà pourquoi les douleurs sont moins
vives dans les irritations chroniques; il n'y a plus grand
afflux de fluides, mais ceux qui ont été attirés pendant
la vigueur de l'irritation y restent en stagnation et se
détériorent de plus en plus dans les points irrités. Je
sais bien qu'ils ne produisent pas une violente irritation,
parce que l'irritabilité est fort épuisée, et puis ces
parties sont habituées au contact de ces fluides et on
connaît les effets de l'habitude. Quand ce sont des
fluides sanguins, ces fluides se combinent avec l'organe,
en font partie, dit Bichat, comme ils font partie des
muscles dans l'état naturel. Les autres fluides en
stagnation se combinent également avec les organes
dans l'état chronique. Ces fluides en stagnation, en se
détériorant, ne peuvent-ils pas devenir dartreux, syphilitiques, psoriques, quand le germe de ces vices existe
dans les sujets malades? Il y a, dans les liquides,
dans les maladies chroniques, dit Bordeu, des levains
dartreux, véroliques, galeux. Est-ce parce qu'il existe
dans certains hommes des levains de vices dartreux,
véroliques, galeux, que leurs maladies deviennent
chroniques? Hahnemann le prétend. Bordeu dit qu'il
y a dans les liquides des maladies chroniques, des

levains de ces vices; mais ces levains existent-ils avant l'irritation, ou sont-ils le produit de l'altération prolongée des fluides en stagnation? Dans le doute, il faut prendre le parti le plus sûr, et je penche pour considérer les fluides dans les maladies chroniques comme pouvant être entachés de vices psoriques ou dartreux. Le vice psorique est beaucoup plus commun qu'on ne le croit. Il n'existe pas de maladie plus contagieuse, et celui qui en est atteint se borne à faire quelques frictions. La psore a les trois périodes ou phases d'infection, d'incubation, d'éclosion. C'est une maladie contagieuse; elle a donc son temps d'infection; ayant son temps d'infection, elle a nécessairement son temps d'incubation, et ayant son temps d'incubation, elle a nécessairement son temps d'éclosion. Ce n'est donc pas une maladie locale; un traitement local ne suffit donc pas à la guérison du malade. « La première » pustule galeuse qui se forme sur la peau, dit » Hartmann (Thérapeutique homœopathique des mala- » dies aiguës et chroniques, t. ii, p. 8), indique déjà » le développement et la formation complète de l'érup- » tion qui a infecté tout le corps; elle est le produit » de la maladie interne qui, loin d'être effacée par la » répression, n'en devient que plus dangereuse, parce » qu'il n'existe maintenant plus de symptôme extérieur » qui tienne lieu de la maladie interne générale. La » psore, dit Hartmann (pages 6 et 7), est la maladie » la plus ancienne, la plus généralement répandue, la » plus fâcheuse et cependant la plus méconnue. Cet » exanthème, dit-il, a ce caractère particulier de » disparaître spontanément de la peau à la suite de » causes auxquelles on ne fait pas attention. Par » exemple, un fâcheux évènement physique ou moral, » une frayeur violente, etc., des bains froids, etc. »

Les trois quarts des maladies chroniques sont dues à une psore latente; de là l'insuccès du traitement des maladies chroniques. Un traitement homœopathique est celui qui convient dans les maladies chroniques; mais la méthode de traitement est encore dans l'enfance. Les médecins homœopathes proscrivent la purgation, proscrivent la révulsion; l'ignorance de la science médicinale est la mère de cette proscription. Quand une maladie est chronique, est vieille, elle n'est vieille que parce que sa cause première est épuisée, consumée, usée, et, dans ce cas, l'excitabilité des organes qui ne sont pas irrités est aussi fatiguée, en sorte que tout l'organisme est dans un état de grande faiblesse, état dont il faut s'occuper sérieusement; car jamais l'organisme ne se débarrassera de cet état, si l'excitabilité n'est pas convenablement développée. Aussi Bordeu, Franck disent-ils qu'on ne peut guérir une irritation chronique si l'on ne la rappelle pas à l'état aigu. Une puissance, qui est irritante pour une partie, est souvent excitante pour les organes voisins, et l'exci-tation, augmentée des organes voisins, tend nécessairement à débarasser les organes irrités des fluides qui les oppressent. N'est-ce pas ainsi que le diaphragme et les muscles du ventre débarassent un estomac trop débile ou irrité des matières qui l'oppressent?

Thérapeutique des névroses. Une névrose, névralgie, νευρον, nerf, αλγος, douleur, est une irritation du tissu nerveux, un développement de l'irritabilité dans le tissu nerveux. Quelques auteurs, à l'exemple de Prus, auteur de la nouvelle doctrine médicale, prétendent que la névralgie n'est pas une irritation, parce que le tissu nerveux n'est ni expansible ni contractile, et que l'on ne peut donner le titre d'irritabilité qu'à la réunion de la sensibilité, de l'expansibilité, de la contractilité;

l'irritabilité est une sensibilité, et quand cette propriété est développée par un irritant quelconque, l'irritation existe. Si le tissu dans lequel existe l'irritation est expansible, il y a afflux de fluides, etc.; s'il ne l'est pas, il n'y a pas d'afflux, etc.; mais il y a développement de la sensibilité pathologique, de l'irritabilité, il y a irritation sans afflux, afflux qui n'est que l'effet de certaines irritations susceptibles d'afflux.

La névralgie est l'irritation du tissu nerveux; la douleur qui lui est propre suffit pour faire savoir sa présence. Cette douleur est déchirante, lancinante, brûlante. Dans les névralgies centrales, la douleur est centrifuge; dans les névralgies périphériques, la douleur est centripète.

Toutes les parties de la périphérie du corps sont irritables; il suffit de prendre une épingle et de s'en servir pour s'assurer de cette vérité. Toutes ces parties reçoivent donc des ramifications des nerfs du cerveau : quand une partie n'a plus de communication avec le cerveau, cette partie n'est plus irritable. Toute névralgie a donc son siége au cerveau, a donc son siége dans les nerfs qui viennent du cerveau : la méthode homœopathique est encore celle que je préfère dans les cas de névralgie; les médicaments qu'on oppose aux névralgies doivent être diffusibles, afin d'agir promptement sur le cerveau.

Thérapeutique des maladies compliquées d'un vice humoral. Ici la maladie n'est pas seulement un développement de l'irritabilité, c'est principalement un développement de la fermentescibilité, de l'altérabilité humorale. Nos humeurs possèdent le germe, la cause première de tous les vices. L'excitabilité développée convenablement, une excitation convenable seule leur conserve leur qualité bienfaisante, leur qualité physiologique. Quand cette faculté est insuffisante, ces humeurs sont mal élaborées, il y a imperfection des humeurs ; quand cette faculté n'existe plus et qu'elle est remplacée par l'irritation, ces humeurs se dépravent ; quand la cause occasionnelle de l'irritation est un ferment, ce ferment, qui est une puissance, communique au fluide avec lequel il se met en contact son état vicieux ; car, comme dit Sydenham, tout principe actif tend à produire son semblable. Dès que la contagion existe, c'est elle qui devient la cause irritante. Le ferment est assez irritant pour épuiser la sensibilité physiologique, pour vaincre l'excitation et développer l'irritabilité ; car, si cette victoire n'était pas préalable, il ne saurait exciter de fermentation, le support du ferment serait digéré, et le miasme, vapeur subtile, s'évaporerait ; mais quand cette victoire a eu lieu, la contagion a lieu, et cette contagion, devenue générale, produit une irritation générale qu'on ne peut faire cesser, dit Huxam (Essai sur les fièvres), en tirant du sang, car chaque partie de la liqueur en fermentation est un ferment. Ici il faut des spécifiques, et vu qu'on n'en possède pas, il faut avoir recours au principe de Hahnemann, ou se croiser les bras en voyant la nature résister ou succomber.

Thérapeutique des maladies adynamiques. Il existe une adynamie directe et une adynamie indirecte. La première est le résultat d'une dépravation humorale, résultat d'une excessive faiblesse directe, par manque des besoins nécessaires pour entretenir l'excitation. Cette dépravation devient facilement un irritant, parce que la sensibilité et l'irritabilité sont abondantes, supportent peu de *stimulus* chez les sujets plongés dans un état de grande faiblesse par défaut de *stimulus*. Cette irritabilité abondante est promptement épuisée par des fluides dépravés qui possèdent des irritants très-actifs, et l'adynamie primitive existe; quand l'irritabilité est abondante, elle est facilement développée et facilement épuisée. La seconde adynamie est le résultat de l'excès d'un stimulant miasmatique ou virulent qui a promptement altéré nos fluides, et cette altération a causé un épuisement considérable de l'irritabilité qui a pour résultat l'adynamie par excès de *stimulus*.

Dans un cas, comme dans l'autre, il y a épuisement de l'irritabilité. Dans le premier cas, la cause a été un défaut de *stimulus;* dans le second, la cause a été un excès de *stimulus*. Dans les deux cas, il faut réveiller le peu de sensibilité et d'irritabilité qui reste en passivité. Mais que de précautions il y a à prendre ! si les stimulants employés sont insuffisants, l'adynamie continue; s'ils sont trop forts, ils ne réveillent ces propriétés que pour les épuiser complètement. C'est ici le cas de dire avec Hippocrate : *Medicina parva occasio est qui hoc novit, quo modo et quando eâ utatur, quæ bona sunt et quæ contra pœnitus novit* (Lib. de locis in homine). L'adynamie se termine souvent par la gangrène, et on sait que l'usage du quinquina est, dans les cas de gangrène, un moyen excellent. Ce remède pris intérieurement, dit Van-Swieten, est très-efficace contre la gangrène, quelle que soit la partie du corps qui en soit affectée; c'est-à-dire que c'est un bon médicament neutralisant et un excellent tonique permanent.

THÉRAPEUTIQUE DES MALADIES dites MALADIES DE L'ESPRIT, MALADIES PSYCHIQUES. Quand une blépharophthalmie entrave l'exercice de la vue, on ne dit pas que cette affection est une maladie de la vue. Quand une incapacité, quand une irritation de quelque membrane du cerveau entrave l'exercice de l'intellectibilité, peut-on dire que les maladies qui naissent de cette incapacité

sont des maladies de l'esprit, des maladies psychiques ?
Tout homme sage et intelligent, bien persuadé que
l'âme spirituelle, l'âme immortelle est une essence spirituelle, doit être aussi bien persuadé que cette essence
spirituelle ne possède pas de propriétés vitales et ne
saurait jamais être atteinte par les causes occasionnelles
morbifiques, ne saurait jamais être malade. Une maladie
dite mentale n'est donc pas une maladie de l'âme spirituelle. « On ne peut pas, dit Hartmann, médecin ho-
» mœopathe, considérer comme constituant une classe
» à part les maladies de l'esprit, puisque, dans toutes
» les maladies, les dispositions affectives et morales su-
» bissent constamment une altération ; ce qui fait que,
» dans toutes aussi, l'état du moral forme un symptôme
» capital ; car l'expérience a appris qu'après la guérison
» d'une maladie, cet état devient souvent contraire à ce
» qu'il était pendant la durée de l'affection, et précisé-
» ment semblable à celui qu'on remarquait chez le sujet
» au temps de sa santé. » (Thérap. homœop.)

Beaucoup de ces maladies, dit Hahnemann, sont sous
l'influence de la psore, et je pense que Hahnemann est
dans le vrai.

La thérapeutique des maladies de l'esprit doit donc
suivre la règle générale.

HOMŒOPATHIE.

L'homœopathie, ὅμοιος, semblable, πάθος, affection, maladie, est un système dont la loi invariable consiste à
prescrire aux malades les médicaments qui, administrés
en santé, produiraient des symptômes semblables à ceux
que produit la maladie qu'il s'agit de traiter.

Je commence par faire observer aux homœopathes
que, suivant Galien, et suivant Hahnemann lui-même,
il faut une prédisposition chez l'homme en état de santé

pour que des causes morbifiques puissent agir sur lui.
« Les puissances ennemies, tant physiques que morales,
» dit Hahnemann (Organ. n° 31), qui portent atteinte à
» notre vie, et qu'on appelle influences morbifiques,
» ne possèdent pas d'une manière absolue la faculté
» d'altérer la santé; nous ne tombons malades, sous leur
» influence, que quand notre organisme est suffisam-
» ment prédisposé à ressentir l'atteinte des causes mor-
» bifiques.... Ces puissances ne font donc naître la
» maladie ni chez tous les hommes, ni chez un même
» homme dans tous les temps. »

Voilà la prédisposition reconnue nécessaire pour que
des influences morbifiques puissent altérer la santé. On
peut donc essayer des médicaments homœopathiques sur
des hommes sains sans produire un état morbide. La
prédisposition est donc la condition *sine quâ non.* Les
homœopathes établissent un principe général; leurs
adversaires agissent conformément à ce principe trop
général, ne réussissent pas à obtenir un état morbide,
parce que la prédisposition manque, et on déclare que
le principe de l'homœopathie est faux, et il n'est que
trop général. C'est ce qui est arrivé en 1835 : le professeur Andral, agissant suivant ce principe général,
prit, ainsi qu'une dizaine d'élèves, le quinquina à des
doses homœopathiques, et ni les uns ni les autres n'ont
rien éprouvé de ce qui pouvait ressembler à des accès
de fièvres intermittentes. L'aconit, le soufre, l'arnica
ont été expérimentés de la même manière, et, dans
aucun cas, n'ont déterminé les maladies contre lesquelles
on les recommande. (Voyez le tome VI, année 1835, du
journal de méd. et de chirurg. prat.) On peut conclure
de ces expériences que la prédisposition manquait.
Peut-on conclure que Hahnemann, que le célèbre C. de
Bœnninghausen ont été des imposteurs? Ce n'est pas
moi qui tirerai cette conclusion.

On a fait aussi des expériences sur des malades avec des médicaments homœopathiques, et on a dit que personne n'a été guéri. (Voyez même journal, t. vi.) Ceci prouverait trop; car souvent un malade guérit même malgré les médicaments contraires donnés par l'empirisme. Ces expériences ne prouvent donc rien, *experientia fallax*.

Laissons de côté ces expériences et examinons, sans partialité, le système homœopathique : tous ses principes théoriques sont ceux de la médecine empirique, c'est-à-dire, sont faux. Son grand principe : il n'y a que la force vitale désaccordée qui produise les maladies (Organ. n° 12), est absurde. Par force vitale, Hahnemann entend la force vitale physiologique qui constitue l'état de santé. Or il n'existe pas de force vitale physiologique dans la vie pathologique. Il n'y a rien de commun entre la vie physiologique et la vie pathologique. Les causes premières de la vie physiologique sont épuisées par l'excès de force des causes occasionnelles de la vie pathologique. Ainsi, plus de vie physiologique là où ont sévi les causes occasionnelles de la vie pathologique. Les causes occasionnelles de la vie pathologique font cesser la vie physiologique dans les points impressionnés. Ce que Hahnemann nomme désaccord de la vie physiologique n'est rien autre chose que l'apparition de la vie pathologique sur les ruines de la vie physiologique.

Les principes physiologiques et pathologiques de Hahnemann sont faux. Toute la science médicale de Hahnemann consiste à opposer aux symptômes morbides des médicaments qui, appliqués à un homme sain et prédisposé, produisent des symptômes semblables. Ainsi le quinquina peut occasionner la fièvre intermittente chez un sujet sain et prédisposé, donc on oppose le quinquina à la fièvre intermittente.

Nous ne connaissons les maladies que par leurs symptômes, qui suivent les maladies comme l'ombre suit le corps. Nous ne connaissons la nature d'aucun miasme, d'aucun virus. Nous ne connaissons pas de moyens spécifiques pour neutraliser ces miasmes, ces virus quand nous découvrons leur présence. Nous serions donc très-heureux si nous trouvions un moyen propre à les neutraliser, à les anéantir; car, quand une maladie est causée par un miasme, un virus, Hippocrate nous enseigne que nous devons commencer par anéantir ce miasme si nous voulons guérir le malade, *si quidem morbi fiunt à fluxionibus, primum fluxiones sedare, tollere, oportet.* En effet, on ne peut pas faire cesser un résultat, si l'on n'enlève pas la cause qui le produit. Nous ne connaissons pas la nature d'un anthrax, d'un zona; mais l'expérience nous a appris que les moyens ordinaires, les anti-irritants ordinaires sont insuffisants dans ces cas, et nous opposons à ces résultats de caustiques morbifiques, des caustiques dus à l'art, la potasse caustique, le nitrate d'argent, et nous réussissons à détruire les caustiques morbifiques. C'est ainsi que Hahnemann se propose d'agir.

Avicenne opposait aux maladies causées par l'aconit de napel des mouches qui se nourrissent de napel. L'aconit de napel digéré par ces mouches ne contenait plus le poison du napel; mais il contenait toutes les propriétés du napel. Le pharmacien Bonjean, de Chambéry, nous prouve qu'en enlevant son poison à une substance, cette soustraction ne fait que contribuer à développer les propriétés de cette substance; c'est ainsi que l'ergotine de Bonjean possède toutes les propriétés de l'ergot, moins le poison. Les triturations, les dilutions des homœopathes peuvent enlever aux substances toxides leur poison, tout en développant les propriétés médicamenteuses de ces substances. Les préparations homœopathiques, dit le docteur Oriard, correspondant de l'université d'Erlengin, dans l'homœopathie mise à la portée de tout le monde, tout en enlevant aux substances médicamenteuses toute action toxide, développent leur énergie spéciale. En effet, si l'on opposait un poison contagieux à un poison contagieux, on ne ferait qu'augmenter l'intensité de la maladie et continuer à faire souffrir le malade.

Dans les maladies compliquées d'un vice humoral, la médecine de Hahnemann n'est donc pas à dédaigner, puisque nous manquons de spécifiques.

Mais dans les irritations simples, dans les maladies causées par un irritant sans ferment, les moyens anti-irritants ordinaires suffisent; *si vero ab aliâ causâ, principium morbi sedare ac curare oportet,* dit Hippocrate. Dans ces cas, dit Hippocrate, il ne s'agit que d'affaiblir, que de détruire l'énergie de l'irritant.

Hahnemann proscrit la saignée, la purgation, les révulsifs : c'est une boutade qui serait ridicule si elle n'était pernicieuse.

Hahnemann nomme dynamisation toute trituration, toute dilution. Ce terme dynamisation signifie développer, accroître la force d'un médicament. « Hahnemann avait
» raison d'employer ce terme à l'occasion des terres,
» des sels, des métaux, du charbon, des poussières,
» dont le broiement et l'atténuation peuvent seuls dé-
» gager les parties latentes, de manière à leur permettre
» de prendre place parmi les médicaments. Ici, dit
» Hartmann (Thérapeutique homœopathique), le mot
» dynamiser, développer, exalter l'énergie, est préfé-
» rable à tout autre; mais quand les médicaments ne
» sont pas des sels, des métaux, les dilutions affai-
» blissent les forces du médicament. Je n'ai pas trouvé,

» continue Hartmann, après nombre d'expériences, les
» hautes dilutions si salutaires aux malades qu'on le
» prétend. »

La force médicamenteuse est une vapeur subtile qui peut abandonner le mixte qui le possède. Ce que nous voyons du médicament n'est que le corps du médicament. Que l'on fasse une teinture spiritueuse, une bonne infusion avec de très-bon quinquina, ce qui reste de quinquina n'a plus de force médicamenteuse : ce n'est plus que le corps du médicament; son esprit en est séparé. On comprend que, pour dégager l'esprit d'un métal, la trituration de ce métal avec le sucre de lait, par exemple, est un moyen exccllent. On n'augmente pas, je suppose, la force du médicament; mais on le dégage de son support, de sa partie matérielle; on le délivre de ses entraves, et alors il agit avec pleine liberté. Mais quand le médicament est une teinture spiritueuse, en mélangeant cette teinture avec de l'eau, en la diluant, ce n'est pas le moyen d'augmenter son énergie. Les homœopathes mettent, par exemple, une goutte d'acide muriatique avec quatre-vingt-dix-neuf gouttes d'eau distillée, diluent ces cent gouttes : voilà une première dilution. Ils prennent une goutte de ces cent gouttes, $\frac{1}{100}$, qu'ils diluent avec quatre-vingt-dix-neuf gouttes d'eau distillée : voilà une seconde dilution. Ils prennent une goutte de cette seconde dilution, $\frac{1}{10000}$, qu'ils mettent cette fois avec quatre-vingt-dix-neuf gouttes d'alcool aqueux, parties égales d'alcool et d'eau distillée : voilà une troisième dilution. Puis on continue de la même manière avec de l'alcool.

Parce que certaines manipulations, dit Hartmann, mettent en éveil la puissance de quelques impondérables, Hahnemann présumait que les hautes dilutions sont aptes à produire le même effet sur des corps pondérables, à dégager la force de son *substractum* matériel et à la faire passer seule et tout entière dans le liquide diluant, de sorte que l'action des hautes dilutions lui paraissait analogue à celle des impondérables, de l'électricité, du magnétisme. Ce qu'il y a de certain, dit Hartmann, c'est que la vertu des médicaments persiste encore dans les hautes dilutions; je l'ai constaté moi-même, dit-il, dans la 30e, la 40e, la 60e de l'arsenic, de la belladone, etc. Mais arrivons à la base du principe pratique de Hahnemann : *Similia similibus curantur* : voilà son axiome. Cet axiome n'est pas applicable aux irritations simples; ces irritations simples demandent l'application de l'axiome *contraria contrariis curantur* : des irritants sans ferment vous ont irrité; eh bien ! opposez à ces irritants des anti-irritants, mélangez ces irritants, ces substances trop fortes, avec des anti-irritants, des substances propres, par leur mélange, à diminuer le *stimulus* des irritants, et vous affaiblirez le principe, la cause occasionnelle du mal, vous affaiblirez le développement de l'irritabilité, vous affaiblirez l'irritation. Continuez l'usage de ces anti-irritants et vous finirez par faire cesser l'irritation : *Si vero ab aliâ causâ*, dit Hippocrate, *principium morbi sedare oportet.*

Cet axiome est applicable aux irritations compliquées d'un vice humoral, aux irritations produites par des miasmes, des virus; miasmes, virus qui ont communiqué à nos fluides leur état nuisible, état sur lequel nos anti-irritants n'ont aucune prise. Ici il faudrait des neutralisants, des spécifiques, *morbus à principio curare oportet, et si quidem à fluxionibus fiunt, primum fluxiones sedare*, dit Hippocrate. Nous n'avons que peu ou point de spécifiques; alors que faire? Le charbon, l'anthrax est produit par un caustique, et il faut un caustique pour le détruire; le zona est produit par un caus-

tique, et il faut un caustique pour le détruire promptement; la pierre à cautère, la pierre infernale, caustiques sans ferment : voilà les véritables moyens per-
turbateurs, les véritables moyens curatifs. Le causitque
sans ferment détruit le caustique empoisonné; alors il
ne reste plus que le caustique perturbateur dont l'effet
est de courte durée, et l'anthrax et le zona ont existé :
voilà des *similia similibus curata*. Puisque nous ne
connaissons pas de spécifiques pour attaquer, avec
succès, les maladies compliquées d'un vice humoral,
et que Hippocrate, que la raison nous dit que ces
sortes de maladies ne sauraient cesser d'exister, si
leur cause occasionnelle n'est pas préalablement neu-
tralisée; puisque l'expérience nous apprend que des
médicaments, qui produisent sur des hommes sains et
prédisposés des symptômes semblables à ceux que
produit un état morbide, sont propres à faire cesser cet
état morbide; puisque nous ne connaissons pas la nature
des causes morbifiques, que nous ne connaissons les
maladies que par leurs symptômes, pourquoi n'atta-
querions-nous pas des symptômes par des médicaments
propres à produire des symptômes semblables; pourquoi
ne le ferions-nous pas puisque c'est notre seule ressource, pourquoi ne le ferions-nous pas pour attaquer
des maladies internes, puisque nous le faisons pour
attaquer des maladies chirurgicales? Voici à ce sujet un
fait propre à faire naître de sérieuses réflexions : « Le
» docteur Weber, conseiller à la cour de Hesse,
» médecin du prince de Lich et d'Hohensolm, désolé
» des ravages que faisait l'anthrax sur les animaux, se
» livra à une étude sérieuse sur cette maladie. Faisant
» faire des autopsies, il découvrit que la putréfaction
» gangréneuse de la rate existait dans tous les animaux
» qui périssaient de l'anthrax. Partisan de la médecine

» homœopathique , il prit quelques gouttes du suc
» sanieux d'une rate gangrenée , les mêla à de l'esprit
» de vin , arriva à la 30e dilution. Il donna quelques
» globules imbibés de cette 30e dilution, à des inter-
» valles d'autant plus rapprochés que l'animal paraissait
» plus malade. Voici le résultat de cette médication :
» tous les animaux guérirent avec une promptitude qui
» offre le type idéal de l'action spécifique. Les expé-
» riences de Weber sont revêtues, sous tous les rap-
» ports, du caractère de la plus grande authenticité ;
» elles ont été poursuivies pendant plusieurs années,
» sur quelques centaines de sujets, chez plus de quatre-
» vingts fermiers , et sous la garantie des principales
» autorités civiles du pays , attestant par écrit la vérité
» des faits qu'ils observèrent eux-mêmes. » (Voyez Pro-
pagateur homœopathique, no 41, 24 septembre 1857.)

La raison peut quelquefois expliquer des faits, jamais
elle ne saurait les démentir. Voyons comment la raison
pourrait expliquer l'axiome *similia similibus curantur*.
J. Hunter nous a démontré, dans son traité des maladies
vénériennes, que deux maladies semblables ne peuvent
exister en même temps dans le même individu, et cela
est facile à prouver : deux maladies semblables sont
produites par des causes occasionnelles semblables ,
attaquent les mêmes organes, les attaquent de la même
manière. Or il est facile de comprendre que deux maladies semblables seraient deux centres d'attraction,
deux centres de révulsion semblables, et de deux centres de révulsion semblables, le plus fort éclipsera,
absorbera le plus faible, *vehementior obscurat alterum.*
Or, quand le plus faible est absorbé par le plus fort, le
plus faible n'existe plus, et n'existant plus, ses effets ne
peuvent plus continuer à se reproduire, *sublatâ causâ,
tollitur effectus.* Il ne reste plus que le centre le plus

fort. Ainsi, supposons un sujet atteint de fièvre intermittente, si nous connaissons des médicaments propres à occasionner une fièvre intermittente, en donnant au sujet atteint de fièvre nos médicaments, nous n'occasionnerons pas une nouvelle fièvre ; mais nous produirons dans la maladie acccidentelle un centre de révulsion artificielle, et nous éclipserons, nous absorberons le centre accidentel, et le centre artificiel règnera sur ses débris. Quand la révulsion accidentelle est le résultat d'une puissance morbifique qui possède un ferment, en détruisant cette puissance nous détruisons ses effets, et notre puissance artificielle n'ayant pas de ferment, la maladie artificielle, la révulsion artificielle sera sans ferment, sera une irritation simple qui cessera d'exister dès que la force du médicament se sera épuisée par son action : voilà la médecine homœopathique.

On me dira : pour qu'un centre de révulsion cède à un autre centre, il faut que ce centre artificiel soit supérieur au centre accidentel ; or les doses homœopathiques sont trop minimes pour produire ce résultat. Voici ma réponse : les doses homœopathiques agissent sur des parties irritées, c'est-à-dire sur des parties cent fois, mille fois plus susceptibles aux impressions que la sensibilité physiologique. Le stimulant le plus minime agit sur une partie irritée et augmente le développement de l'irritabilité. Ne voit-on pas que les caresses d'un enfant sur une partie irritée sont dolorifères ? Ces doses minimes sont seules convenables ; seulement il faut savoir les choisir et, quand il faut, les renouveler ; *medicina parva occasio est*. Quand on applique la potasse caustique ou le nitrate d'argent sur l'anthrax ou le zona, on ne réussit pas avec la première application à détruire le virus ; il faut agir ainsi pour les maladies internes. Hahnemann, dans les maladies chroniques , paraît laisser trop d'intervalle entre ses doses ; il est bien éloigné de la doctrine de Bordeu et de Franck sur ces maladies-chroniques (1).

La médecine homœopathique, commentée par des hommes capables, peut devenir un immense bienfait pour l'humanité. Ses médicaments peuvent être rendus très-agréables à prendre, et jamais ils ne sauraient être dangereux entre les mains d'un homme prudent.

Omne tulit punctum qui miscuit utile dulci.

LE VEUX,

Vieux Théologien, vieux Médecin.

(1) Si Hahnemann laissait beaucoup d'intervalle entre les doses homœopathiques, c'est qu'il pensait que ces doses exerçaient une action d'une durée surprenante. « Ce n'est pas là, dit Hahnemann » (Traitem. homœopathique des maladies chroniques), ce n'est pas » là une de ces choses qu'on puisse concevoir, ni de celles non plus » pour lesquelles je proclame une foi aveugle. Moi-même je ne la » conçois pas ; mais il me suffit que le fait existe et qu'il ne soit » pas autrement. C'est l'expérience qui le proclame, et je crois » plutôt à ses décisions qu'aux conceptions de mon intelligence. » Hahnemann ne prenait-il pas l'insuffisance du médicament curatif et la continuation de la maladie pour la durée d'action du médi-cament ? Ce qui existe, c'est que dans le traitement homœopathique externe, dans l'emploi du nitrate d'argent, de la potasse caustique, quand une application est insuffisante, l'effet du médicament per-turbateur est de courte durée, et il faut souvent renouveler cette application, deux à trois fois dans un jour, si l'on veut faire cesser les douleurs causées par un anthrax.

Pourquoi en serait-il autrement dans les traitements internes ? On dit que l'action du médicament continue longtemps après son emploi. L'action du médicament étant semblable à l'action de la cause morbifique, il est difficile de distinguer l'une de l'autre. On peut prendre pour exacerbation médicamenteuse, une recrudescence de la maladie sur laquelle le médicament n'a fait aucun effet.

TABLE DES MATIÈRES.

FIN.